HEYNE
BÜCHER

Alle Angaben in diesem Buch beruhen auf dem neuesten Stand von Wissenschaft und Forschung. Grundsätzlich sollten jedoch alle Befindlichkeitsstörungen mit einem Arzt besprochen werden, ehe eine Selbstbehandlung vorgenommen wird. Insbesondere muß geklärt werden, daß die Beschwerden nicht Symptome von Krankheiten sind, die dringender ärztlicher Hilfe bedürfen. Für den Erfolg bzw. die Richtigkeit der Anwendungen in jedem Einzelfall können Autoren und Verlag keinerlei Gewähr übernehmen.

Joachim H. Angerstein

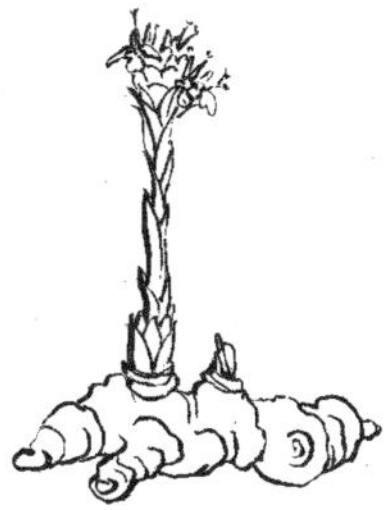

Ingwer – die heilende Wurzel Asiens

Natürliche Rezepte für Gesundheit und Wohlbefinden

Originalausgabe

WILHELM HEYNE VERLAG
MÜNCHEN

HEYNE RATGEBER
08/5272

Umwelthinweis:
Dieses Buch wurde auf chlor- und säurefreiem Papier gedruckt.

http://www.heyne.de
Printed in Germany 1999
Lektorat: Johann Lankes
Umschlaggestaltung: Atelier Bachmann & Seidel, Reischach
Umschlagabbildung: Studio für Werbefotografie Elmar Kohn, Landshut
Innenabbildungen:
Seite 1: Beat Ernst, Basel
Seite 2: Beat Ernst, Basel (2 x)
Seite 3: (v.l.o.n.u.) Beat Ernst, Basel
Pflanzenarchiv Lavendelfoto, Hamburg
Beat Ernst, Basel
Seite 4: Archiv für Kunst und Geschichte, Berlin
Naturbild-Archiv Manfred Pforr, Langenpreising
Satz: Schaber Satz- und Datentechnik, Wels
Druck und Bindung: Ebner Ulm

ISBN 3-453-15446-0

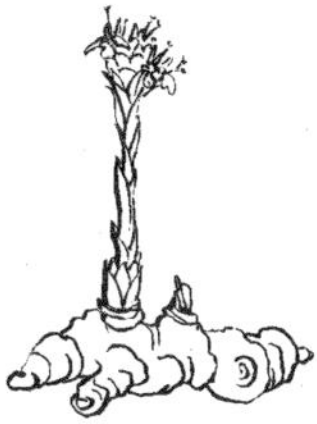

Inhalt

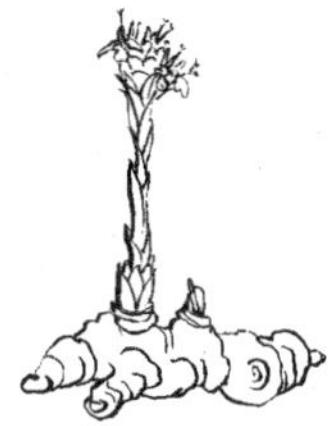

Vorwort

Ingwer ist nicht irgendein Gewürz, in der hochentwickelten traditionellen chinesischen Medizin wird er als eines der besten Heilmittel überhaupt angesehen. Zwar besitzt er nicht die Intensität von Chili oder Cayennepfeffer, doch bei ausdauernder Anwendung vermag er, wie kein anderes Gewürz oder auch Heilkraut, alle Körperfunktionen anzuregen und die Ausscheidung ungünstiger Ablagerungen zu fördern.

»Mit seiner wärmenden und durchblutungsfördernden Wirkung ist der Ingwer das Lebenselixier schlechthin für die unter ungünstigen klimatischen Bedingungen lebenden Nordeuropäer. Wer sich den Ingwer zum täglichen Begleiter macht, wird eine neue Lebensqualität und Vitalität bis ins hohe Alter erhalten. Der Ingwer vermag vieles auszugleichen, was unsere an Vitalstoffen verarmte Kost uns nicht bieten kann.«

Diese Aussage des Ernährungsforschers Ragnar Berg regte mich als Freund universeller Heilmittel an, mich näher mit dieser »Wunderpflanze« zu beschäftigen.

Es hat sich gelohnt, wie auch Sie bereits nach einigen Tagen eigener Erprobung unschwer erkennen werden. Ihre Lebensgeister kehren zurück, ein neues Lebensgefühl entsteht. Während die in unserem Buch »Die Quark-Öl-Kur« beschriebenen Nahrungsergänzungen Sie in optimaler Weise mit den lebenswichtigen Körperbaustoffen versorgen, hilft der Ingwer, diese Stoffe besser zu verdauen und in den Stoffwechsel zu integrieren.

Dabei bereitet es kaum Aufwand, sich sein tägliches Lebenselixier Ingwerlimonade in der von uns entwickelten und erprobten Art zuzubereiten.
Viele von uns kennen Ingwer nur vom Weihnachtsgebäck, der Ingwerlimonade Ginger Ale oder dem Curry, jener Gewürzmischung aus Curcuma, Ingwer, Zimt, Nelken, Koriander, Muskat, Pfeffer und anderen Gewürzen. In Asien, wo diese Pflanze auf Grund der klimatischen Bedingungen immer vorrätig ist, hat man eine Vielzahl von Möglichkeiten entdeckt, um sich die segensreichen Wirkungen dieser »Wunderpflanze« auf vielfältige Art nutzbar zu machen.
Durch den weltweiten Handel sind Ingwerwurzeln auch für uns heute jederzeit, sogar im Supermarkt, verfügbar. Wir können unsere Ingwerzubereitungen selbst herstellen und sind nicht mehr, wie unsere Vorfahren, auf importiertes Gewürzpulver oder vertrocknete Wurzeln angewiesen, deren Heilwirkung bedeutend geringer als die frischen Ingwers ist.
Wie Sie schnell erkennen werden, lohnt sich die Beschäftigung mit dem Ingwer durchaus, sie kann unsere Hausapotheke kleiner und dennoch wirkungsvoller werden lassen.
Viele der Rezepte in diesem Buch sind nicht aus Asien überliefert, sondern das Ergebnis der kritischen Beobachtung europäischer Ärzte und Naturheilkundiger und natürlich auch unserer Patienten. Sicher werden auch Sie eine Reihe positiver Erfahrungen mit dem Ingwer machen, wir würden uns freuen, wenn wir daran teilhaben dürften. Wir freuen uns auf Ihre Berichte oder Fragen und stehen auch jeglicher Kritik offen gegenüber.

Joachim H. Angerstein
Heilpraktiker und Psychotherapeut

Sie erreichen uns unter:
Fax: 0 99 42/56 40
http://www.Angerstein.de
D-94228 Viechtach, Postfach 1109

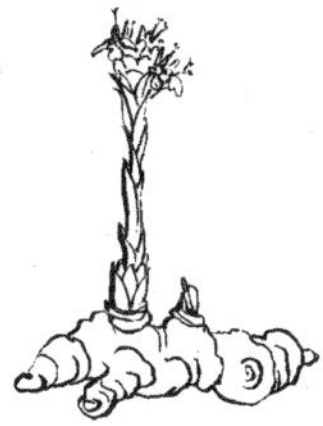

Heilige Pflanze und Hausmittel

Shen Nung, der als Gott angesehene gelbe Kaiser Chinas, gab um ca. 2700 vor Christi Geburt den Auftrag, das Wissen um die Heilkraft der Pflanzen schriftlich festzulegen. Bereits hier spielt der Ingwer eine bedeutende Rolle. Auch in der indischen Heilkunst zählt der Ingwer zu den wirkungsvollsten Pflanzen und findet in vielen Rezepten Verwendung.
Ingwer, dessen botanischer Name *Zingiber officinale* ist, wurde ursprünglich nur in Südostasien gefunden. Der Name Zingiber ist bei Plinius dem Älteren (Gaius Plinius Secundus, 23–79 n. Chr.), einem römischen Beamten und Schriftsteller, in seinem Hauptwerk »Naturgeschichte«, einer Enzyklopädie des Wissens seiner Zeit, das erste Mal erwähnt. Vermutlich ist er aus dem arabischen *zindschabil* (= die Wurzel) hervorgegangen. Dieser Name wird auf das indische *sringavera* (= hornförmig), den Sanskritnamen des Ingwers, zurückgeführt.
Heute wird er in vielen tropischen Ländern, von Westindien bis Indien, China und Japan angebaut. Ingwer kam als eine der ersten Heilpflanzen von Asien nach Europa. Im Mittelalter wurde die Wurzel als wirkungsvolles Mittel gegen die Pest gehandelt. Sie gelangte von Ostindien nach Spanien und wurde im 15. und 16. Jahrhundert von den Spaniern nach Amerika gebracht.

Die Ingwerpflanze

Die Ingwerpflanze ist ein Gewächs aus der Familie der Gewürzlilien. Eine kriechende, mehrjährige Pflanze auf einem dicken, knolligen Wurzelstock, der sich unterirdisch ausbreitet. Aus diesem Wurzelstock wächst im Frühjahr ein grüner, aufrechter, schilfähnlicher Stengel von etwa 60 cm Höhe mit schmalen, lanzettähnlichen Blättern von etwa 15 bis 30 cm Länge, die jedes Jahr wieder absterben. Versteckt im hohen Blattwerk, entwickelt sich der bis zu 30 cm hohe Blütenstiel direkt aus der Wurzel und endet in einer länglichen bogenförmigen Ähre mit jeweils einer Blüte. Wenn sich die dicken, grünen Deckblätter der Blüten öffnen, quellen leuchtend gelbe oder weiße Blüten mit purpurfarbenen und gepunkteten Lippen hervor. Unter günstigen klimatischen Bedingungen, einem warmen, subtropischen Klima mit ausreichend Feuchtigkeit und Schatten, kann der Ingwer bis zu 1 $^{1}/_{2}$ m hoch werden.

Das Ingwerrhizom

Was wir kaufen ist nicht die eigentliche Wurzel, sondern das Rhizom, ein sich unter der Erde ausbreitender Pflanzenstamm. Ein solcher Stamm hat 3–6 cm lange, knollige Ausformungen, an deren Spitze jeweils eine Knospe herausragt. Erst unterhalb des Rhizoms befinden sich dann eine Vielzahl länglicher Wurzeln, die beim Schälen nach der Ernte entfernt werden.
Frühestens sechs Monate nach der Pflanzzeit wird geerntet. Die junge Wurzel ist dann noch weich, mit einem samtigen Zitrusaroma. Junger Ingwer wird zur Herstellung von Sirup, Tee oder kandiertem Ingwer verwendet. Auch Pharma- und Getränkeindustrie bevorzugen den jungen Ingwer.
Um so länger das Ingwerrhizom in der Erde bleibt, um so schärfer, aber auch faseriger wird sein Fleisch. Ein neun Monate altes Rhizom hat die größte Schärfe, ist jedoch schon sehr fest und faserig. Er wird hauptsächlich in gemahlener Form auf den Markt gebracht, seltener in Form kleiner Stücke.

Einige Sorten werden sonnengebleicht, um das Aussehen zu verbessern; afrikanischer Ingwer bleibt normalerweise ungeschält. Handelsüblicher Ingwer ist schwarz oder weiß, je nachdem, ob er geschält oder ungeschält ist. Die Bruchfläche der Wurzel ist kurz-faserig. Geruch und Geschmack sind charakteristisch, aromatisch und stechend.
Jamaika-Ingwer hat das feinste Aroma, Westafrika-Ingwer ist vor allem besonders scharf.

Ingwersorten		
Australien	helle Farbe	sehr fruchtig und scharf, für Heilzwecke geeignet
Bengalen	teilweise geschält, graue Farbe	sehr scharf, stark aromatisch, für Heilzwecke geeignet
Brasilien	helle Farbe, nicht geschält	würzig-scharf mit Zitrusduft, ideal für Heilzwecke
China	nicht geschält	aromatisch, milde Schärfe, für Heilzwecke geeignet
Indien	geschält, eventuell gekalkt, sehr hell	süß, Geschmack an Zitrone erinnernd, für Heilzwecke geeignet
Jamaika	geschält, hellbraune Haut	würzig-scharf mit Zitrusduft, ideal für Heilzwecke
Japan	hell, wegen starker Bleichung	nicht zu Heilzwecken geeignet
Westafrika	nicht oder nur teilweise geschält, dunkel	zu scharf, wird zur Ölgewinnung verwendet

Ingwerwirkungen

Heute wissen wir, daß Ingwer die Immunabwehr stärkt, den Magen beruhigt und Blähungen entgegenwirkt. Ingwer kann gegen nervöse Magenbeschwerden und Magengeschwüre eingesetzt werden, ist schweißtreibend, appetitanregend und entkrampfend. Auch bei Erkältungen und Grippe leistet dieses Gewürz gute Dienste. Außerdem können wir Ingwer bei Lebererkrankungen, Rheuma, Muskelschmerzen und Osteoporose verwenden. Doch das ist bei weitem noch nicht alles. Durch die Verbindung mit Kneippschen Anwendungen oder als Ingweröl und Ingweressig zeigt er weitere hilfreiche Wirkungen für unsere Gesundheit. Bei den Erklärungen zu den einzelnen Krankheitsbildern werden Sie alles über den gezielten medizinischen Einsatz dieser »Wunderpflanze« erfahren.

Die botanischen Verwandten des Ingwers

Nicht nur in bezug auf sein Aussehen, sondern auch im Hinblick auf Inhaltsstoffe und medizinische Wirkung hat der Ingwer einige Verwandte. Häufig werden sie bei den gleichen Beschwerden eingesetzt wie der Ingwer. Glücklicherweise sind wir heute nicht mehr auf Ersatzpflanzen für den Ingwer angewiesen. Zum Verständnis der asiatischen und orientalischen Küche und Medizin ist das Wissen um diese Pflanzen jedoch sehr hilfreich.

Kalmus

Kalmus oder Acorus wird bereits in den ältesten medizinischen Schriften erwähnt. Als Dioskurides, ein berühmter griechischer Arzt und Botaniker um 100 v. Chr., über die erfolgreiche Behandlung von Augenkrankheiten mit Kalmus schrieb, griff er bereits auf über dreitausend Jahre ältere Aufzeichnungen zurück. Die

Droge ist ebenfalls – wie beim Ingwer – das Rhizom nach Beseitigung aller Blatt- und Wurzelreste. In Deutschland wird die Pflanze erstmals 1588 erwähnt. Der Wiener Botaniker Clusius erhielt 1574 eine Wurzel aus Kleinasien und gab sie an Botaniker der angrenzenden Länder weiter. So entstand wohl auch der Name Deutscher Ingwer.
Was den Kalmus so interessant macht, ist die Tatsache, daß die Pflanze auch bei uns wächst, bevorzugt an Teichen und Flußufern, überall dort, wo ein sumpfiges Milieu vorherrscht. Der Wurzelstock hat einen aromatisch-durchdringenden Geruch, der Geschmack ist würzig, scharf und bitter. Dieser bittere Geschmack ist der einzige deutliche Unterschied zum Ingwer, denn vom Geruch her sind sich beide Pflanzen im getrockneten Zustand sehr ähnlich. In der Naturheilkunde wird er bei den gleichen Erkrankungen wie der Ingwer eingesetzt.
Kalmus stärkt die Immunabwehr, beruhigt den Magen und wirkt Blähungen entgegen. Er kann sowohl für sich genommen, als auch in Mischungen gegen nervöse Magenbeschwerden und Magengeschwüre verwendet werden. Kalmus ist schweißtreibend, appetitanregend und entkrampfend. Bei Erkältungen und Grippe leistet er gute Dienste und kann auch bei Lebererkrankungen, Muskelschmerzen, Rheuma und Osteoporose eingesetzt werden.

Kurkuma

Das Ingwergewächs Kurkuma wird auch als Gelber Ingwer, Gelbwurz oder Safranwurzel bezeichnet. Alle Rhizome sind innen gelblichbraun und erscheinen nach ihrem Absterben quer geringelt. Das ingwerartige Gewürz mit dem würzig-erdigen Geschmack wird aus dem gekochten und anschließend getrockneten Wurzelstock gewonnen. Hauptlieferländer sind Indien, Indonesien, China, Pakistan, Japan und Haiti.
Kurkuma wird als Gewürz vor allem in Indien geschätzt, aber auch in der nordafrikanischen und asiatischen Küche wird sie beispielsweise zu Fleischgerichten eingesetzt. Ferner ist Kurku-

ma in zahlreichen Gewürzmischungen und Currypulvern enthalten. Sie ist ein wichtiger Bestandteil des englischen Reisgerichts Kedgeree.
Wichtigste Inhaltsstoffe der Kurkuma sind das Curcumin, ferner noch Desmethoxycurcumin, Sesquiterpene und Monoterpene. Kurkuma wirkt vor allem entzündungshemmend, blutreinigend, leber- und gallestärkend, antibakteriell, antibiotisch und hautreinigend. Sie hilft bei chronischen Darmproblemen und Magenerkrankungen. Hautunreinheiten, Akne und Ekzeme vermag sie ebenso zu lindern wie Ausfluß.

Kardamom

Kardamom ist eine mehrjährige Pflanze mit dickem, knolligem und reichlich mit langen Wurzeln besetztem Rhizom. Die Blattfläche ist lanzettähnlich, bis zu 60 cm lang und durch viele kleine Ölzellen durchscheinend dicht punktiert. Die Frucht ist 6–18 mm lang, 6–10 mm dick. Die Samen sind hellbraun, grau oder dunkelrot-bräunlich, 4–5 mm lang.
Kardamom ist in Südindien beheimatet und wird heute nicht nur in Indien, sondern auch auf Sri Lanka und in Guatemala, den Hauptexporteurländern dieses Gewürzes, kultiviert. Bei uns finden nicht die Wurzel, sondern Frucht und Samen, die reich an ätherischen Ölen sind, Verwendung. Als Hauptbestandteil des ätherischen Öls ist Cineol zu nennen, ferner sind noch Stoffe wie alpha-Terpenylacetat, Sabinen, Limonen und Borneol enthalten.
Kardamom wirkt vor allem appetitanregend, verdauungsfördernd, magenstärkend und kreislaufanregend. Außerdem harmonisiert er den Stoffwechsel und den Hormonhaushalt. Kardamom findet auch bei chronischen Krankheiten, Stoffwechselproblemen, Diabetes, Erschöpfung sowie Herzerkrankungen Anwendung. Auch für die Mund- und Zahnpflege ist Kardamom zu empfehlen, weil er den Atem erfrischt.

Kaufen Sie keinen braunen Kardamom, da dies kein echter Kardamom ist. Für Heilzwecke, aber auch in der Küche, ist vor allem der hochwertige grüne Kardamom zu empfehlen.

Galgant

Der ursprüngliche Name Galangal entstand aus dem arabischen *khalanjan*, was wiederum auf die chinesische Bezeichnung für Ingwer zurückzuführen ist. Vermutlich unterschied man ursprünglich bei der Anwendung beide Pflanzen nicht.
Heute wird Galgant, auch als Fieberwurzel oder Siam-Ingwer bezeichnet, besonders in Indien, Indonesien, Malaysia und Thailand kultiviert. Es wird der Wurzelstock, das Rhizom, für die Herstellung des Gewürzes verwendet, das entweder pulverisiert oder auch in Stücken verkauft wird. Die Hauptinhaltsstoffe sind Sesquiterpen-Kohlenwasserstoffe und -Alkohole. In kleineren Mengen finden wir Eugenol sowie verschiedene Diarylheptanoide und Gingerole.
Galgant ist besonders in der indonesischen Küche verbreitet und eine wichtige Zutat des indonesischen Reisgerichtes Nasi Goreng. Galgant wird aber auch in Magenlikören verarbeitet und ist Bestandteil zahlreicher Currymischungen.
Galgant ist vor allem kreislaufanregend, verdauungsfördernd, antibakteriell und desinfizierend. Besonders wertvoll ist die abwehrstärkende Wirkung dieses Gewürzes.

Mehr heilend als nährend

Wie Sie gesehen haben, sind nicht Vitamine oder Mineralstoffe, wie bei anderen Wurzelgemüsen, das Besondere an diesen Pflanzen. Ihre Scharfstoffe und ätherischen Öle haben sie als Gewürz- und Heilpflanzen so beliebt gemacht. Dabei ist für die medizinische Anwendung die Kombination der Wirkstoffe von entscheidender Bedeutung, denn die ätherischen Öle allein zeigen keine überzeugenden Wirkungen.

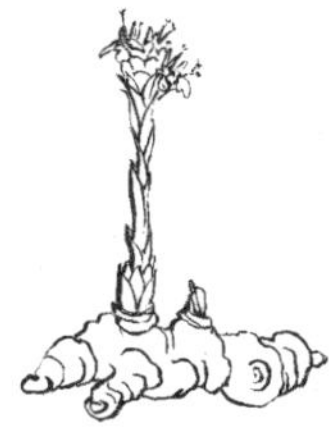

Ingwer als Medikament

Ingwer wirkt:

- Allgemein kraftspendend, appetitanregend, vergleichbar mit Ginseng.
- Hormonstimulierend, besonders auf jene Hormondrüsen, die mit zunehmendem Alter nachlassen, deshalb wirkt er auch allgemein verjüngend.
- Freie Radikale bindend, deshalb ebenfalls allgemein verjüngend.
- Lindernd bei Verdauungsbeschwerden und Blähungen, weil seine sekretionsfördernden Scharfstoffe die Bildung der Verdauungsenzyme anregen und selbst verdauungsunterstützende Enzyme enthalten.
- Keimtötend auf ungünstige Bakterien, Viren und Pilze im Darmbereich sowie im gesamten Körper.
- Gallensekretionfördernd. Dadurch kommt es zu einer vermehrten Ausscheidung von Stoffwechselschlacken und Giftstoffen aus dem Leberstoffwechsel und damit zu einer verbesserten Fettverdauung.
- LDL-Cholesterinspiegel senkend.
- Blutverdünnend und blutgerinnungshemmend.
- Durchblutungsfördernd.
- Herzmuskelkräftigend, das Herz beginnt ökonomischer zu arbeiten. Es kommt zu einer Verlangsamung der Schlagfre-

quenz, Erhöhung des Schlagvolumens, Regulierung des Blutdrucks im Sinne von leichter Senkung oder Erhöhung.

- Leicht temperaturerhöhend, wodurch die Aktivität des Abwehrsystems unterstützt und Krankheitserreger geschwächt werden.
- Nieren und Lungen anregend. Dies bewirkt eine Entwässerung und Atemvertiefung.
- Hustendämpfend, Bronchien erweiternd, entschleimend.
- Krampflösend und entspannend auf Muskulatur, Gefäß- und Eingeweidemuskulatur.
- Anregend auf das Immunsystem, bei gleichzeitiger Hemmung überschießender Reaktionen. Immunregulierend, Allergien dämpfend.
- Schmerzlindernd, auch durch Hemmung der Prostaglandinbildung. Prostaglandine werden vor allem beim Vorhandensein tierischer Fette im Blut vermehrt gebildet. Sie bewirken eine Stimulation der Darmbewegungen mit Tendenz zum Reizdarm, allgemeine Blutgefäßverengung und Dickflüssigwerden des Blutes, als deren Folge Kopfschmerzen und Krampfzustände im Herzbereich und allen übrigen Organen auftreten. Zudem verstärken sie entzündliche Prozesse und die Schmerzempfindlichkeit.
- Sanft beruhigend.
- Vorbeugend gegen Übelkeit und Erbrechen.
- Insektenabwehrend. Viele Insekten fliehen vor dem Ingwergeruch oder ingwerhaltigen Körperausdünstungen.

Kontraindikationen, in äußerst seltenen Fällen: Schwangerschaft, Gallenleiden und allergische Disposition. Es kann in seltenen Fällen zu Hautreizungen und allgemeinen allergischen Reaktionen gegenüber Ingwersubstanzen kommen.

Wissenschaftlicher Hintergrund der Ingwertherapie	
Nachgewiesener Wirkstoff	Wirkung
Asparagin	harntreibend
Borneol	schmerzlindernd, entzündungshemmend, (Prostaglandinhemmer), fiebersenkend, leberschützend
Chavicol	pilzfeindlich
Cineole	schmerzlindernd, schleimlösend, hustendämpfend, blutdrucksenkend
Cumen	antiallergisch, antibiotisch
Curcumin (genauer Hexahydrocurcumin)	immunstimulierend, leberstärkend, cholesterinsenkend, Gallesekretion und Bauchspeicheldrüsenenzyme anregend, wehrt Insekten ab, hautreizend
Cymen	Viren- und pilzfeindlich, immunstimulierend
Dehydrogingeron	leberstärkend, entzündungswidrig
Geraniol	hemmt vor allem Candidapilze, wehrt Insekten ab, immunstimulierend
Gingerdion	entzündungswidrig (Prostaglandinhemmer)
Gingerol (als Teil des Oleoresins)	schmerzlindernd, fiebersenkend, Magen beruhigend und Verdauungssäfte anregend, gerinnungshemmend, durchblutungsfördernd, cholesterinsenkend, leicht blutdruckregulierend
Limonen	beruhigend, immunstimulierend, Insekten abwehrend, hautreizend
Linalol	spannungslösend, schmerzlindernd, antibakteriell
Myrcen	antibakteriell, immunstimulierend, Insekten abwehrend, muskelentspannend

Wissenschaftlicher Hintergrund der Ingwertherapie	
Neral	bakterienfeindlich
Oleoresin, siehe Gingerol und Shoagol	gemeinsam wirken Gingerol und Shoagol herzstärkend, immunstimulierend und appetitanregend
Phytohormone (Pflanzenhormone)	regen die Produktion körpereigener Hormone an oder wirken direkt hormonähnlich im Körper
Pinien	immunstimulierend, schleimlösend, Insekten abwehrend
Protease	eiweißverdauend, allgemein verdauungsanregend
Shoagol (als Teil des Oleoresins) ist der Hauptschärfeträger. Er vermehrt sich während der Lagerung und durch Erhitzung	anregend, schmerzlindernd, fiebersenkend, beruhigend, gefäßerweiternd, blutdrucksteigernd, verdauungsunterstützend, cholesterinsenkend, blutgerinnungshemmend
Terpineol	desinfizierend, hustendämpfend
Zineol	hautdurchblutend, hautreizend in sehr hohen Dosen
Zingeron	blutdrucksteigernd

Erhalten Sie Ihren Ingwerwirkstoffspiegel im Blut aufrecht

Sie werden sich an den milden Ingwergeschmack in den meisten Getränken und Speisen gewöhnen und ihn zunehmend lieber mögen, sofern Sie darauf achten, nicht zuviel Ingwer zuzugeben und die Menge ausreichend zu verdünnen.
Da die meisten Wirkstoffe des Ingwers wasserlöslich sind, wer-

den sie relativ schnell abgebaut oder ausgeschieden. Wenn der Ingwer seine positive Wirkung in unserem Körper anhaltend entfalten soll, muß er deshalb mindestens dreimal am Tag eingenommen werden.
Um die »Grundversorgung« mit Ingwerwirkstoffen sicherzustellen, sollten Sie die exakt bemessene Ingwerzugabe zu den Getränken beibehalten, auch wenn Sie tagsüber vielleicht eine Ingwerspeise zu sich nehmen. Der Ingwergehalt in den auf den europäischen Geschmack abgestimmten Speisen ist unter medizinischen Gesichtspunkten nicht erwähnenswert.

Eine Überdosierung im medizinischen Sinne ist mit Ingwer kaum möglich und dürfte zudem, bei der hohen Sensibilität europäischer Geschmacksnerven, kaum vorkommen.

So können Sie die heilenden Wirkstoffe des Ingwers nutzen

Das Bundesgesundheitsamt hat Ingwer als wirksam und unbedenklich anerkannt. Laut Bundesanzeiger vom 5. Mai 1998 ist er als Arzneidroge zugelassen. Selbst bei der Verabreichung hoher Dosen frischen und getrockneten Ingwers traten keinerlei gesundheitsgefährdende Nebenwirkungen auf. In Einzelfällen kann es bei Dosen, die jedoch weit über dem liegen, was wir empfehlen, zu Durchfällen und noch seltener zu Sodbrennen kommen.

Eine Absprache mit dem Hausarzt ist bei Gallensteinleiden erforderlich! Es können in seltenen Fällen Gallenkoliken ausgelöst werden.

Wie bei vielen Medikamenten wird auch beim Ingwer gelegentlich sicherheitshalber vor dem Einsatz in der Schwangerschaft gewarnt. Andererseits ist Ingwer Bestandteil der asiatischen Küche und damit natürlich auch ein täglicher Bestandteil der

Schwangerenernährung, ohne daß seit Tausenden von Jahren Negatives beobachtet worden wäre.
Während die Hersteller pharmazeutischer Produkte strenge Qualitätsrichtlinien einhalten, ist dies leider nicht bei allen Gewürzherstellern der Fall.
Ingwer ist in der Apotheke erhältlich, da er ein anerkannter medizinischer Wirkstoff in der pharmazeutischen Industrie ist. Leider nimmt seine Wirkung durch die pharmazeutischen Zubereitungsmaßnahmen nicht immer zu.

Apothekenpräparate mit Ingwer

Wenn Sie den Ingwer nicht selbst zubereiten können oder wollen, können Sie der Einfachheit halber auch auf pharamazeutische Fertigpräparate zurückgreifen. Die Wirkung unserer sechswöchigen Ingwerkur werden Sie durch diese Mittel jedoch nicht erzielen können.
In der Apotheke werden eine Vielzahl von Mitteln angeboten, deren Ingweranteil sicher entscheidend mit zur Wirkung des Präparates beiträgt. Es gibt ingwerhaltige Bitterelixiere, Tropfen, Kapseln und Tabletten, die vor allem zur Behandlung vegetativer Störungen gedacht sind. Bitte beachten Sie bei Verwendung dieser Produkte immer die Dosierungsvorschriften und Gegenanzeigen der Packungsbeilage, und lassen Sie sich von Ihrem Apotheker beraten.
Die Indikationen dieser Medikamente zeigen Ihnen zugleich an, für welche Beschwerden der Ingwer als Heilmittel in Europa bisher Anerkennung gefunden hat. Daß bei uns im Westen noch längst nicht alle Einsatzmöglichkeiten für den Ingwer erkannt worden sind, werden Sie anhand der Erklärungen zu den einzelnen Krankheitsbildern erkennen.
Es sind auch Ingwertinkturen in Form alkoholischer Ingwerauszüge erhältlich, die als Grundlage für die Herstellung der von uns vorgeschlagenen Potenzen verwendet werden. Ihr Apotheker weiß, wie er dabei vorgehen muß.

Wenn Sie zusätzlich zu den 3 x 30 Tropfen dieser Urtinkturen 5 Tropfen ätherisches Ingweröl nehmen, erzielen Sie das komplette Wirkungsspektrum des Ingwers in einer milden Form. Die Einnahme sollte immer während der Hauptmahlzeiten erfolgen.

Ätherisches Ingweröl

Achten Sie beim Kauf von ätherischen Ölen auf 100 % naturreine Öle, damit Sie nicht durch minderwertige Qualität oder chemische Beimengungen Enttäuschungen erleben. In ätherischem Ingweröl finden Sie lediglich den ätherischen Ölanteil des Ingwers, der kein mit dem ganzen Ingwer vergleichbares Wirkungsspektrum zeigt.
In Kombination mit einer Ingwer-Urtinktur aus Ihrer Apotheke, 3 x täglich je 20 Tropfen und 5 Tropfen ätherisches Öl, erzielen Sie eine teilweise ähnliche Wirkung wie mit dem selbst hergestellten Ingwerpulver oder dem Ingwertee. Zwar sind in den alkoholischen Auszügen bereits ätherische Ölanteile enthalten, durch den Zusatz des konzentrierten, reinen ätherischen Öls ergibt sich jedoch eine deutliche Wirkungsverstärkung.

Versuchen Sie bitte nicht, den Alkoholauszug und das ätherische Öl zu mischen, denn der Alkohol würde Anteile des ätherischen Öls zerstören! Nehmen Sie wie oben beschrieben nacheinander, erforderlichenfalls in etwas Flüssigkeit, die Ingwer-Urtinktur und das ätherische Ingweröl während des Essens ein.

Das ätherische Ingweröl ist die einfachste und dennoch wirkungsvolle Form der Ingwertherapie, besonders auf Reisen und bei Zeitmangel.

Kräutermischungen

Viele Ingwer-Heilrezepte aus dem asiatischen Raum sind Mischungen mit weiteren Kräuter- und Gewürzauszügen. Wir haben anfänglich auch in dieser Weise experimentiert, konnten jedoch feststellen, daß die Wirkung des Ingwers allein in den meisten Fällen völlig ausreicht, wenn er in der von uns vorgeschlagenen Form als Pulver oder als Kombination von Frischsaft und Teeauszug eingenommen wird.
Bei der in Asien üblichen Teelagerung und Teezubereitung gehen bereits sehr viele Wirkstoffe der Kräuter und natürlich auch des Ingwers verloren. Deshalb sind wohl häufig die aufwendigen Teemischungen erforderlich, um ausreichend wirksame Substanzen zu erhalten.
Wirkungsvolle Teemischungen für die unterschiedlichsten Beschwerden können Sie heute bereits im Supermarkt kaufen (obwohl wir Ihnen natürlich den Einkauf im Fachhandel empfehlen würden). Wenn Sie den Eindruck haben, daß sich durch diese Teemischungen die Wirkung Ihres Ingwertees verstärken läßt, geben Sie doch einfach die Tagesdosis von meist drei Teebeuteln oder Teelöffeln des Tees Ihrer Wahl Ihrem Ingweraufguß zu. Es ist wirklich nicht erforderlich, dazu extra auf exotische Teemischungen bei uns noch nicht untersuchter Pflanzen zurückzugreifen.
Schonend zubereiteter Ingwer allein ist bereits sehr wirkungsvoll. Meist ist es am sinnvollsten, unsere Ernährungsratschläge ernst zu nehmen. Ohne die notwendigen Vitalstoffe kann unser Körper nicht auf die Heilungsimpulse selbst der besten Heilkräuter und Medikamente antworten!
Nachfolgend finden Sie eine Aufstellung bei uns bekannter Heilpflanzen, die sich besonders in Kombination mit dem Ingwer bewährt haben. Sie sollten darauf achten, daß einige der Kräuter in der von Ihnen ausgewählten Fertigteemischung vorkommen.

- Abführend: Bingelkraut, Faulbaum, Winde
- Appetitanregend: Enzian, Pfefferminze, Salbei, Tausendgüldenkraut, Zitrone
- Aufbauend und kräftigend: Bohnenkraut, Frauenmantel, Johanniskraut, Lavendel, Pfefferminze, Rosmarin, Salbei, Schafgarbe
- Auswurffördernd: Fenchel, Liebstöckel, Lungenkraut, Malve, Schafgarbe, Thymian, Wegerich
- Belebend: Pfefferminze
- Beruhigend: Baldrian, Beinwellwurzel, Eibischwurzel, Hopfenzapfen, Johanniskraut, Kamille, Kiefernnadeln, Lindenblüten, Majoran, Melisse, Thymian, Vetiver
- Bindegewebskräftigend: Zinnkraut
- Blähungslindernd: Dill, Kümmel
- Blutdrucksenkend: Eisenkraut, Lavendel, Zitrone
- Blutreinigend: Brennessel, Löwenzahn, Zinnkraut
- Durchblutungsfördernd: Kiefernnadeln, Rosmarin
- Durchfallhemmend: Beinwell, Bohnenkraut, Eisenkraut, Heidelbeerblätter, Wegerich
- Entgiftend: Brennessel, gelber Enzian, Sassafrasholz, Zitrone
- Entsäuernd: Zitrone (auch bei Rheuma und Arthritis)
- Entschlackend: Birkenrinde
- Entzündungshemmend: Eibischwurzel, Eukalyptus, Johanniskraut, Ringelblume, Sandelholz, Thymian, Wacholder
- Fiebersenkend: Eukalyptus, Pfefferminze
- Gallensekretionsfördernd: Bohnenkraut, Basilikum, Berberitze, Löwenzahn, Rosmarin, Tausendgüldenkraut
- Gewebsregenerierend: Beinwell, Johanniskraut, Teufelskralle
- Harntreibend, entwässernd: Birkenblätter, Birkenrinde, Brennnessel, Brunnenkresse, Eisenkraut, Heidekraut, Klettenwurzeln, Liebstöckel, Lindenblüten, Löwenzahn, Rosmarin, Wacholder, Zypresse
- Hautdesinfizierend: Kamille, Lavendel, Rosmarin, Zitrone
- Herzstärkend: Besenginster, Kampfer, Weißdorn
- Hustenstillend: Brunnenkresse, Lindenblüten, Süßholz

- Keimtötend: Heidekraut, Kamille, Kiefernnadeln, Lavendel, Pfefferminze, Salbei, Sandelholz, Schafgarbe, Thymian
- Krampflösend: Baldrian, Fenchel, Honigklee, Koriander, Kümmel, Lavendel, Majoran, Pfefferminze, Schafgarbe, Süßholz, Weißdorn
- Schleimlösend: Bohnenkraut, Eukalyptus, Lungenkraut, Majoran, Pfefferminze, Schafgarbe
- Schmerzlindernd: Beinwellwurzel, Eukalyptus, Rosmarin, Wacholder
- Schweißhemmend: Salbei
- Schweißtreibend: Holunder, Lindenblüten, Melisse, Rosmarin
- Stoffwechselanregend: Tausendgüldenkraut
- Verdauungsanregend: Brombeerblätter, Enzian, Fenchel, Frauenmantel, Koriander, Kreuzblume, Malve, Melisse, Rosmarin, Salbei, Wacholder
- Wundheilend: Arnika, Beinwell, Eisenkraut, Hauswurz, Johanniskraut, Kamille, Ringelblume

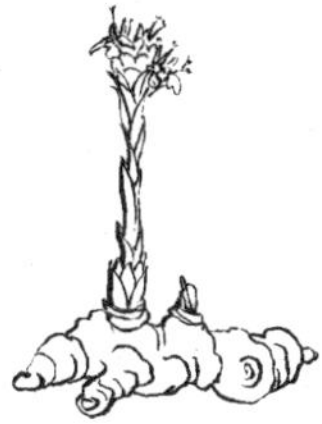

Standardzubereitungen für unsere Ingwerrezepte

Ingwer läßt sich auf vielerlei Weise verwenden, wir haben Ihnen hier nur jene Aufbereitungsarten ausgewählt, die sich im praktischen Einsatz bewährt haben.
Ingwerrhizome sind heute bereits in jedem Supermarkt erhältlich. Garantierte Qualität sichern uns allerdings meist nur Apotheke, Naturkostladen oder Reformhaus zu. Das Ingwerrhizom sollte prall und glatt sein, dies ist ein Garant für Frische. In diesem Zustand läßt es sich bis zu drei Wochen im Kühlschrank lagern. Sehr gut dafür geeignet ist zum Beispiel eine Tupperdose, die das Austrocknen verhindert. Der Ingwer enthält jedoch seltsamerweise wenig Schutzstoffe gegen Schimmel, deshalb müssen Sie darauf achten, daß er nicht zu feucht gelagert wird.
Ingwerpulver ist in seiner Qualität schwer zu beurteilen. Zumindest für medizinische Anwendungen sollten Sie Ihren Ingwer selbst trocknen. Als Grundlage für die medizinischen Anwendungen verwenden wir entweder das möglichst frische Ingwerrhizom oder unser selbst daraus zubereitetes Ingwerpulver. Ingwerpulver aus dem Gewürzregal kann eine Notlösung sein, falls Sie wirklich einmal keinen frischen Ingwer bekommen sollten. Wenn Sie sich nicht sicher über die Qualität des Ingwerpulvers sind, müssen Sie es immer kochen. Es könnte mit Keimen und Schimmelpilzen verseucht sein!

Eigene Herstellung des Ingwerpulvers

Die bisherigen klinischen Untersuchungen haben ergeben, daß die tägliche Einnahme von 5 Gramm getrocknetem Ingwer die besten medizinischen Wirkungen bei einer Langzeittherapie von ca. sechs Wochen zeigt. Um Kosten zu sparen, können Sie Ihr Ingwerpulver selbst herstellen. Daß dies gar nicht so kompliziert ist, werden Sie gleich erkennen.
Reinigen Sie das frische Ingwerrhizom mit Wasser und erforderlichenfalls mit einer Wurzelbürste. Anschließend teilen Sie es mit einem feinen Gurkenhobel oder der gröberen Raspel Ihrer Küchenmaschine in kleine Stücke. Je nach Alter des Rhizoms werden dabei Faseranteile anfallen, von denen Sie Ihre Küchenmaschine eventuell zwischendurch befreien müssen.
Den auf diese Weise zerkleinerten und teilweise zermatschten Ingwer drücken Sie am besten durch ein festes Tuch aus. Den so gewonnenen frischen Ingwersaft sollten Sie im Kühlschrank aufbewahren und innerhalb der nächsten drei Tage verbrauchen oder gleich in einem Eiswürfelbereiter einfrieren.

Trocknen und Mahlen des Ingwers

Den zerkleinerten und ausgedrückten Ingwer, einschließlich der Faseranteile, verteilen Sie nun auf einem Backblech und trocknen ihn bei ca. 50 °C im Backofen. Falls Ihr Backofen dies nicht zuläßt, sind Temperaturen bis 80 °C tolerierbar. Die Trocknung wird ca. zwölf Stunden in Anspruch nehmen. Falls Ihr Backofen keine Entlüftung hat, müssen Sie eventuell zwischendurch einmal die Ofentür öffnen, um die Feuchtigkeit entweichen zu lassen.
Eine Trocknung in einem an sich schonenderen Trockengerät ist nicht so günstig, weil erst durch die Erhitzung über 50 °C einige wichtige Wirkstoffe im Ingwer verstärkt entstehen.
Ist der Ingwer getrocknet, so läßt er sich am besten in einer Nußreibe zerkleinern, die sicher in Ihrem Haushalt vorrätig ist.

Teilweise lassen sich dabei auch die Faseranteile mit zu Pulver zerreiben, andernfalls können Sie diese bei der Zubereitung eines Ingwertees verwenden.

Aus 100 Gramm Ingwer werden Sie auf diese Weise ca. 15 Gramm Ingwerpulver gewinnen. 5 Gramm davon, etwa 2 gestrichene oder 1 gut gehäufter Teelöffel, sind die optimale Tagesdosis für eine Ingwertherapie.

Der einfachste Weg ist es, diese Ingwermenge einfach über den Tag verteilt über Ihre Speisen zu geben. Bereits in kleinen Portionen Kartoffelbrei, Süßspeisen, Joghurt, Pudding, Milchreis etc. lassen sich größere Mengen Ingwerpulver »verstecken«, ohne daß sie geschmacklich unangenehm auffallen.
Auch in unserer Quark-Öl-Mischung der Quark-Öl-Kur verschwindet der Ingwergeschmack fast gänzlich. Dies ist eine ideale Möglichkeit, den Körper gleichzeitig sowohl mit den wichtigen Gefäßnährstoffen aus den Omega-3-Fettsäuren als auch mit den gefäßheilenden Stoffen des Ingwers zu versorgen.
Wer es lieber kurz, aber intensiv mag, der schluckt seine Ingwerration auf einmal schnell hinunter und lindert die Schärfe, indem er anschließend etwas ißt oder trinkt.

Inhaltsstoffe des getrockneten Ingwers	
Stärke	49–51%
Wasser	10–12%
Aminosäuren/Eiweiße	8–10%
Fette	7–9%
Rohfasern	3–8%
Mineralstoffe, Eisen, Phosphor, Kalzium	ca. 5%
ätherische Öle	1–3%
Scharfstoffe	1–3%
Vitamine, organische Salze, Schleimstoffe und Zucker in geringen Mengen	

Eiswürfel aus Ingwerfrischsaft

Sie können aus Ingwersaft (siehe Seite 30) auch Eiswürfel bereiten und diese möglichst frischem Gemüse- oder Fruchtsaft zugeben. Eiswürfel von insgesamt ca. 40 Gramm Gewicht sind die optimale Tagesdosis für die Ingwertherapie. Über den Tag verteilt eingenommen, ist dies eine einfache und wirkungsvolle Möglichkeit, einen therapeutisch effektiven Ingwerwirkstoffspiegel im Blut aufzubauen und aufrechtzuerhalten.
Andernfalls geben Sie einen Eiswürfel mit ca. 15 Gramm dem im folgenden beschriebenen Ingwertee zu, wenn dieser auf Trinktemperatur abgekühlt ist, um die durch die Erhitzung zerstörten Vitalstoffe zu ergänzen.

Ingwerkapseln

Wem der Ingwergeschmack zu intensiv ist, der kann sich auch Gelatinekapseln aus der Apotheke holen und diese mit dem Ingwerpulver füllen. (Die Kapselgröße 0 ist hierfür am besten geeignet.) Um auf Ihre Tagesdosis von 5 Gramm Ingwerpulver zu kommen, müssen Sie zu den drei Hauptmahlzeiten – je nach Größe der Kapseln – jeweils ca. sieben Stück einnehmen. Wenn Sie immer wieder während des Essens eine Kapsel schlucken, vermischt sich der Ingwer auf ideale Weise mit dem Nahrungsbrei, da sich die Gelatinekapseln schnell in der Magensäure auflösen. Sie können die verdauungsunterstützende Wirkung des Ingwers dann bereits im Magen spüren.

Ingwertee

Eine weitere Möglichkeit, den Ingwerwirkstoffspiegel im Blut kontinuierlich aufrechtzuerhalten – und nur dann können Sie sich das ganze Wirkungsspektrum des Ingwers wirklich zunutze machen –, ist der Ingwertee. Sie brauchen pro Tag und Person

35 Gramm frischen oder 5 Gramm getrockneten Ingwer (notfalls Ingwergewürz).
Kochen Sie die entsprechende Menge Wasser auf, und lassen Sie den Ingwer dann anschließend 15 Minuten ziehen. Die benötigte Wassermenge von $^1/_2$ bis 1 $^1/_2$ Litern hängt vom späteren Verwendungszweck und Geschmack Ihres Tees ab. Konzentrierteren Tee geben Sie den unterschiedlichsten Getränken im Laufe des Tages zu. Dünneren Tee süßen Sie mit Honig, um ihn schmackhafter zu machen. Durch Zugabe frischen oder im Eiswürfel eingefrorenen Ingwersafts wird die Heilkraft des Ingwertees noch intensiver.

Ingweressig

Ein wirkungsvoller Ingweressig entsteht, wenn Sie fein geriebenen Ingwer durch ein Tuch ausdrücken, so daß Ihnen 250 Gramm Masse bleiben. Den Ingwersaft am besten zu Eiswürfeln einfrieren. Ersatzweise können Sie 75 Gramm Ingwerpulver verwenden. Anschließend geben Sie ca. 0,75 Liter Wein- oder Apfelessig dazu. Eventuell vermischen und zerkleinern Sie die Zutaten noch einmal gemeinsam im Mixer. Füllen Sie den Ingweressig am besten in weithalsige Fruchtsaftflaschen ab.
Bewährt hat sich auch die Mischung von 125 Gramm frischem, ausgedrücktem und 40 Gramm pulverisiertem Ingwer, denn durch das Trocknen bei der Pulverherstellung hat sich der Anteil des für die Ingwerwirkung so wichtigen Shoagols erhöht. Auf die aktiven Enzyme aus dem frischen Ingwer wollen wir andererseits jedoch auch nicht verzichten.

Ein wirkungsvoller Ingweressig entsteht erst, wenn Sie diese Mischung bei Raumtemperatur ca. drei Wochen reifen lassen.

Bitte nur hochwertigen Essig aus dem Reformhaus oder dem Naturkostladen verwenden. Ca. 6 % Essigsäure sind erforderlich, um die wichtigen Wirkstoffe herauszulösen. Supermarktapfelessig besteht zum Beispiel häufig aus Limonadengrundstoff

Apfelgeschmack mit Essigessenz. Er ist von einem naturtrüben Apfelessig kaum zu unterscheiden, wirkt aber in keiner Weise gesundheitsförderlich! Näheres darüber können Sie in unserem Buch »Die Essig-Hausapotheke« (siehe Literaturverzeichnis) lesen.

Der Ingweressig ist ein Universalessig. Er kann, mit deutlich intensiverer Wirkung, überall dort eingesetzt werden, wo Sie sonst Apfelessig verwenden. Vor allem bei Anwendungen auf der Haut oder Wunden muß stärker verdünnt werden als beim reinen Apfelessig.

Mit dem Ingweressig können wir die einfachste und zugleich eine der wirkungsvollsten Formen der Ingwertherapie durchführen. Mit den dreimal 2 Teelöffeln Ingweressig nehmen Sie zwar insgesamt nur ca. 1,5 Gramm statt der empfohlenen 5 Gramm Ingwer täglich zu sich. Trotzdem ist die Wirkung der Ingweressigkur überzeugend. Sicher ist die günstige Addition der Wirkstoffe von Obstessig und Ingwer sowie die Art, wie der Essig den Ingwer für unseren Körper aufschließt, dafür verantwortlich.

Die Ingweressigkur

Ingwer und Obstessig sind, wie bereits gesagt, eine ideale Kombination hochwirksamer Stoffe, wenn es darum geht, die Stoffwechselfunktionen zu optimieren. Was zu einem »Universalheilmittel« noch fehlt, ist die ausreichende Menge hochwertiger Vitalstoffe, wie Vitamine, Mineralien, Spurenelemente usw. Alles ist zwar in hochwertiger Form in Ingwer und Obstessig enthalten, aber noch zu wenig, um Mängel, die durch eine vitalstoffarme Ernährung entstehen, auszugleichen.
Bei unseren Recherchen stießen wir immer wieder auf die Blütenpollen, die selbst strengsten wissenschaftlichen Überprüfungen im Hinblick auf ihre Wirksamkeit standhalten.
Leider ist die Wachsschutzhülle um die Blütenpollen von unse-

rem Verdauungssystem kaum aufzulösen. Das einfache Einnehmen der Pollen ist nahezu wirkungslos. Hier kam uns der Obstessig zu Hilfe. Er löst die Wachsschicht in ca. zehn Minuten gänzlich auf und erschließt uns so die ganze Fülle dieser wunderbaren Blütenstoffe.
Neben den Versuchen mit unterschiedlichen Kräuteressigzubereitungen setzen wir zunehmend den zuvor beschriebenen Ingweressig ein, dem wir dreimal täglich einen gehäuften Teelöffel Blütenpollen zugaben. Es entstand ein Vitaltrunk, der heute zu den am meisten empfohlenen Rezepturen in unserer Praxis gehört.

Um die enorm vitalisierende Wirkung dieser Ingweressigzubereitung für sich zu nutzen, sollten Sie mindestens sechs Wochen lang, am besten jedoch ein Leben lang, eventuell mit variierenden Essigzubereitungen, den Vitalstofftrunk zu sich nehmen.

Der Vitalstofftrunk mit Ingweressig

Geben Sie in ein Glas 2 Teelöffel Ihres Ingweressigs, dazu 1 gehäuften Teelöffel Blütenpollen. Beides gut vermischen. Nach ca. zehn Minuten hat der Ingweressig seine vorverdauende Wirkung bewiesen, die Blütenpollen sind zu einem gelblichen Vitalstoffbrei geworden. Nun füllen Sie das Glas am besten mit einem möglichst frischen Gemüse- oder eventuell auch Fruchtsaft auf und nehmen es vor den Hauptmahlzeiten ein. In diesem Getränk finden Sie mit Sicherheit alle zum Leben erforderlichen Stoffe in einer für den Körper optimal verwertbaren Form. Da kann kein Multivitamin- und Multimineralpräparat mithalten! Diese Aussage wurde durch mehrere Untersuchungen, vor allem an den Universitäten Kiew und Moskau, belegt.

Der Einnahmezeitpunkt

Die Einnahme vor oder während des Essens empfiehlt sich aus mehreren Gründen. Das Getränk wirkt sehr schnell sättigend,

seine Enzyme wirken verdauungsunterstützend. Ohne die Vermischung mit der Speise könnte es zu Sodbrennen kommen, weil die Säureproduktion des Magens angeregt wird. Ist dies trotz allem der Fall, so puffern Sie das Getränk mit etwas Natron (Bullrich-Salz) ab, dies tut seiner Wirkung keinerlei Abbruch. Es zeigt uns lediglich, wie stark seine Wirkung auf den Verdauungsapparat ist. Deshalb empfehlen wir auch die vorrangige Zugabe von Gemüsesaft, denn die Fruchtsäuren verstärken die verdauungsunterstützende Wirkung dieses Getränks zusätzlich. Für Menschen, die bereits dazu neigen, zuviel Magensäure zu bilden, wird es dann manchmal zuviel des Guten.
Der Ingweressig ist auch der ideale Zusatz bei allen von uns empfohlenen Kneippanwendungen zum Gurgeln und Inhalieren.

Ingwerwein

Die Herstellung von Ingwerwein gleicht der von Ingweressig, nur daß anstelle von Essig Rotwein verwendet wird. Probieren Sie selbst aus, welcher Wein Ihnen geschmacklich am geeignetsten erscheint. Auch die zugegebene Ingwermenge sollten Sie von Ihrem Geschmack abhängig machen, soweit Sie den Wein unverdünnt trinken. Durch den geringeren Alkoholgehalt des Weines werden die Ingwerwirkstoffe schonender behandelt als beim Alkoholauszug.
Für eine mindestens sechswöchige Kuranwendung oder auch die lebenslange Einnahme sollten Sie vom Ingwerwein über den Tag verteilt dreimal $^{1}/_{10}$ Liter trinken, am günstigsten während der Hauptmahlzeiten.
Wir selbst stehen dieser innerlichen alkoholischen Anwendung zwar kritisch gegenüber, können uns jedoch nicht den positiven Erfahrungsberichten einiger Patienten verschließen. Vermutlich erwacht durch die günstigen Beobachtungen mit dieser Kur auch bei diesen Patienten die Bereitschaft, es einmal mit Ingwertee oder Ingwerpulver zu versuchen! Da der Ingwergehalt im Ing-

werwein allein rein rechnerisch zu gering ist, kommt die beobachtete günstige Wirkung sicher von der Kombination der Rotwein- und Ingwerwirkstoffe.

Alkoholauszug und Ingwerschnaps

Die Herstellung erfolgt, wie beim Ingweressig beschrieben. Der Alkoholgehalt der verwendeten Spirituose muß über 30 % liegen, um die wichtigen Stoffe aus dem Ingwer herauszulösen. Nach oben hin sind beim Alkohol keine Grenzen gesetzt: Klarer, Doppelkorn, Weinbrand, Whisky usw. eignen sich bestens. Auch 70%iger Alkohol aus der Apotheke kann verwendet werden, denn Ingwerschnaps ist vorwiegend zur äußerlichen Anwendung gedacht! Einzige Ausnahme bildet ein Völlegefühl nach »zu gutem« Essen, hier wirkt er wie ein Magenbitter. Ingwerschnaps ist auch geeignet für die homöopathische Verdünnung sowie zur Anregung der örtlichen Durchblutung und Schmerzlinderung.

Ingwerlotion

50 ml alkoholischen Ingwerauszug oder Ingweressig mit 100 ml Wasser vermischen. Anwendung zur örtlichen Durchblutungsanregung. Näheres bei den einzelnen Krankheitsbildern.

Ingwerölauszug (Ingweröl)

Der Ingwerölauszug entsteht, indem 100 Gramm frisch geriebener oder anderweitig zerkleinerter Ingwer $^1/_2$ Liter qualitativ möglichst hochwertigem Olivenöl zugegeben wird. Anschließend sollte beides gemeinsam im Mixer noch soweit wie möglich zerkleinert werden. Die Mischung muß in einer verschlossenen Glasflasche ca. drei Wochen bei Raumtemperatur (oder etwas

darüber) stehen, bevor sie angewendet wird. Zwischendurch sollte sie immer wieder einmal durchgeschüttelt werden.
Das Abfiltrieren der fertigen Ölmischung durch einen Kaffeefilter erfordert Geduld, effektiver ist das Ausdrücken des Ölbreies durch ein Stofftuch. Dieses Ingwerolivenöl hat sich bei unterschiedlichsten Hautproblemen und zur Massage bewährt. Näheres dazu finden Sie bei den einzelnen Krankheitsbildern.
Natürlich können Sie statt des Olivenöls auch andere allgemein günstig wirkende Öle verwenden. Die Wirkung des Ingwers allein ist jedoch bereits so intensiv, daß die der möglicherweise verwendeten anderen Öle nicht mehr besonders deutlich zum Tragen kommt. In unseren Behandlungsvorschlägen bezeichnen wir deshalb diese Ölmischung einfach als Ingweröl.

Langzeitmundspülung mit Ingweröl

Die Langzeitmundspülung mit Ingweröl, das sogenannte Ölziehen, ist eine ideale Möglichkeit, die Ingwerwirkstoffe ohne die Beeinflussung durch die Magensäure in die Blutbahn gelangen zu lassen. Sie werden bei der dreimaligen Spülung mit 1 Eßlöffel Öl über ca. drei Minuten direkt über die Mundschleimhaut aufgenommen. Deshalb ist die Langzeitmundspülung nicht nur eine ideale Anwendung für alle Erkrankungen im Mundbereich, sondern wirkt auch auf Hals, Nebenhöhlen und letztendlich den ganzen Körper. Anschließend sollte das Öl jeweils wieder ausgespuckt werden.

Ingwersalbe

6 Gramm durch Erwärmung verflüssigtes Bienenwachs mit 3 ml Jojobaöl und 3 bis 5 ml Ingweröl vermengen. Anwendung zur örtlichen Durchblutungsanregung und zur Pflege unverletzter Haut. Näheres bei den einzelnen Krankheitsbildern.

Ingwerpaste

Vermengen Sie fein pürierten Ingwer oder Ingwerpulver mit Honig. Die Paste eignet sich zur örtlichen Durchblutungsanregung und Pflege unverletzter Haut.

Ingwersirup

Beim Ingwersirup kommen vor allem die Scharfstoffe (Shoagol und andere) zum Tragen, denn sie entstehen vor allem bei der lang anhaltenden Erhitzung des Ingwers.
50 Gramm mit dem Mixer möglichst fein pürierten frischen Ingwer etwa 30 Minuten lang in einer gerade ausreichenden Menge Wasser köcheln lassen. Anschließend das Ganze mit Zucker eindicken. Der Sirup hat sich bei Halsschmerzen und Husten bewährt, wenn Sie ihn langsam im Mund zergehen lassen. Vergessen Sie nicht, sich danach die Zähne zu putzen.

Was tun, wenn Sie Ingwer nicht vertragen?

Wenn Sie Ingwer in den zuvor beschriebenen Aufbereitungsformen nicht vertragen, so ist dies meist eine Dosierungs- und Gewöhnungsfrage. Natürlich zeigt Ingwer auch in niedrigerer Dosierung als 35 Gramm frischer oder 5 Gramm getrockneter Ingwer pro Tag Wirkung, diese ist dann jedoch nicht ganz so stark wie bei der erwähnten klinisch bewährten Dosis.
Sollten Ihnen die vorgeschlagenen Ingwermengen für die Sechswochenkur zu hoch sein, dann können Sie diese Dosis auf ein Drittel reduzieren und werden trotzdem noch positive Reaktionen in Ihrem Körper beobachten.
Die alkoholischen Ingwerauszüge und das ätherische Ingweröl ermöglichen eine einfache und besonders fein dosierte Anwen-

dung. Es genügt, wenn Sie mit 3 x 5 Tropfen alkoholischem Auszug und 1 Tropfen ätherischem Öl probeweise beginnen und die Dosis langsam steigern. Am besten nehmen Sie die Tropfen während der Hauptmahlzeiten, eventuell in etwas Wasser oder einem anderen Getränk, ein.

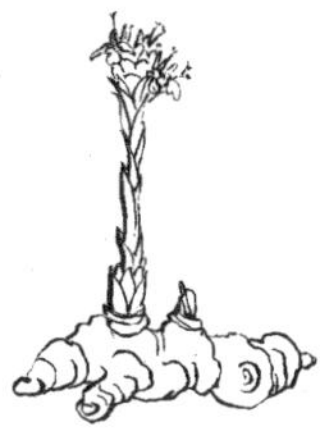

Vorbeugen und Heilen mit Ingwer

Kopfdampf und Inhalation mit Ingweressig

Der Kopfdampf ist das Mittel der Wahl bei allen chronischen Prozessen in den Stirnhöhlen, dem Rachen, dem Kehlkopf und der Luftröhre.
Stellen Sie dazu einen Topf mit heißem Wasser auf einen Tisch. Geben Sie löffelweise Ingweressig zu, so daß die Essigmenge nicht die Haut und die Schleimhäute reizt. Nehmen Sie ein ausreichend großes Gefäß, damit Sie bei Überdosierung noch etwas heißes Wasser zur Abschwächung zugeben können. Bedecken Sie mit einem Tuch den Topf und Ihren Kopf, um das schnelle Auskühlen zu verhindern. Sie sollten so lange inhalieren, bis die Mischung soweit abgekühlt ist, daß sie nicht mehr dampft.

Vorsicht, Verbrennungsgefahr! Der Kopfdampf ist deshalb nicht für Kleinkinder geeignet!

Generell sollten Sie bei Inhalationen immer größte Vorsicht walten lassen. Selbst die mildesten Heilkräuter können allergische

Reaktionen hervorrufen. Dann ist es am besten, sofort den Hausarzt aufzusuchen und lieber das Problem über regelmäßige Einnahme des Ingwers und in Form von Ingweressig-Packungen und Bädern anzugehen. Weiterführende Literatur zum Thema Inhalation mit ätherischen Ölen finden Sie unter »Bücher, die weiterhelfen«.

Gurgellösung, Mundspülung und Ölziehen mit Ingwer

Für die Gurgellösung eignet sich der Ingwertee, in gerade noch angenehmer Intensität, am besten.
Zur Mundspülung sollten Sie Ihr Ingweröl verwenden. Einen Teelöffel Öl so lange im Mund herumspülen, bis der Geschmack des Öls sich abgeschwächt hat. Anschließend ausspucken. Dreimal hintereinander, bis zu fünfmal täglich oder auch noch öfter, wiederholen. Schütteln Sie die Flasche mit Ingweröl vor Entnahme kräftig. Auf diese Weise wirken die Ingwerstoffe nicht nur im Mundraum, sondern gelangen auch über die Mundschleimhaut in die Blutbahn.
Viele unserer Patienten wenden diese als »Ölziehen« bekannt gewordene Behandlungsmethode als einzige Ingweranwendung an und erzielen bereits damit verblüffende Erfolge. Erforderlichenfalls müssen Sie das Ingweröl mit einem weiteren Löffel Olivenöl verdünnen.
Leider fehlt uns hier der Raum, ausführlich auf die Wirkung unterschiedlicher Öle einzugehen. Weiterführende Literatur zu diesem Thema finden Sie im Literaturverzeichnis auf Seite 119.

Kneipp mit Ingwer

Die im folgenden beschriebenen Anwendungen gehören zu den wirkungsvollsten aus der Kneipptherapie. Wer bereits Erfahrung mit Kneippanwendungen hat, wird erkennen, daß die Reaktion

auf die Wickel und Bäder schneller und anhaltender als gewohnt eintritt, wenn diese zusammen mit Ingwer erfolgen. Die kreislaufstützende Wirkung des Ingwers bewirkt zudem auch bei geschwächten Patienten eine verbesserte Reaktionsbereitschaft. Am wichtigsten ist jedoch, daß in Verbindung mit Ingwer die mit den Kneippanwendungen angestrebte Verbesserung der Durchblutung im Körperinneren länger anhält.
Ziel der Kneippanwendungen ist natürlich, eine verbesserte Durchblutung zu erreichen, ohne daß Reize – in Form des Wassers oder etwa auch des Ingwers – dazu erforderlich sind. Dies tritt bei den mit Ingwer kombinierten Behandlungen meßbar früher ein.

Die Ingwerdosis bei Wasseranwendungen

Im Hinblick auf die Dosis des einzusetzenden Ingwers haben wir es bei den äußerlichen Anwendungen sehr leicht. Für eine günstige und nicht hautbelastende Anwendung nehmen wir immer so viel Ingwertee oder Ingweressig, daß das zur Verdünnung verwendete Wasser gerade leicht nach Ingwer schmeckt. Dieser Hinweis stand bereits in alten römischen Rezepten und hat sich immer wieder bewährt. Ausnahmen von dieser Regel sind besonders erwähnt.
Dabei wird der Geschmack von demjenigen bestimmt, der die Anwendung erhält. Wer schon an Ingwer gewöhnt ist, bekommt auf diese Weise automatisch die für ihn erforderliche höhere Ingwerdosis. Er hat ja bereits Ingwer im Blut, das jedoch noch nicht zur Verhütung oder Ausheilung der Beschwerden ausreichte.

Grundsätzliches zu Wasseranwendungen

Bei allen Anwendungen mit kaltem Wasser muß immer darauf geachtet werden, daß der Körper, insbesondere die Füße, warm sind, denn eine der wichtigsten Regeln Kneipps heißt: Nie Kalt auf Kalt! Sollten Sie ausgekühlt sein oder kalte Füße haben, machen Sie vor der Anwendung ein warmes Fußbad (35–38 °C), oder setzen Sie sich in ein warmes Teil- oder Vollbad, dem Sie bereits so viel Ingweressig zugeben können, daß das Wasser leicht nach Ingwer schmeckt.

Ingweressig – ideal für Wasseranwendungen

Wie Sie wirkungsvollen Ingweressig zubereiten, können Sie auf Seite 33 nachlesen. Selbstverständlich können Sie für die Wasseranwendung ersatzweise auch Ingwertee nehmen, die Wirkung ist jedoch nicht ganz so gut wie beim Ingweressig. Das für die jeweilige Anwendung fertig gemischte Wasser sollte gerade einen Hauch von Ingwergeschmack haben. Meist hilft mehr nicht mehr. Sie dürfen es natürlich ausprobieren und eine eventuell für Sie noch geeignetere Intensität anstreben.

Abreibung mit Ingweressig

Die Abreibung ist die mildeste Anwendung von kaltem Wasser, sie wird bei bettlägerigen und kreislaufinstabilen Erwachsenen und Kindern durchgeführt.
Geben Sie in einen Eimer mit zwei Liter kaltem Wasser so viel Ingweressig, daß gerade ein leichter Ingwergeschmack entsteht. Falls nötig, können Sie mit Hilfe von Eiswürfeln die Temperatur zusätzlich senken. Tränken Sie ein rauhes Handtuch mit dem Wasser, und wringen Sie es soweit aus, daß es gerade nicht mehr tropft. Legen Sie das nasse Tuch auf den von der Erkrankung betroffenen Körperteil bzw. wickeln Sie es um Arme und Beine. Reiben Sie jetzt schnell und mit dem Druck der flachen Hand über das nasse Handtuch, bis es als warm empfunden wird. Nehmen Sie das nasse Tuch ab, und wiederholen Sie das gleiche mit einem trockenen Tuch.
Durch das trockene Tuch wird der Körper natürlich nicht gefordert, sich selbst wieder aufzuwärmen. Eine Steigerungsmöglich-

keit ist folglich das Weglassen der zweiten Anwendung, um vom Körper die Selbsterwärmung, unterstützt durch Bewegung im Bett oder festes Zudecken, zu fordern.

Nachfolgend finden Sie eine kurze Aufstellung, bei welchen Krankheiten die Abreibung am wirkungsvollsten ist:

- Bronchitis = über dem Brustbein
- Lungenentzündung, Blasenentzündung = Rücken
- Rippenfellentzündung = seitlicher Brustkorb
- Bettlägerigkeit = Arme und Beine

Eisabreibung mit Ingwer

Chronische, therapieresistente Krankheiten werden durch die bei der Eisbehandlung entstehenden Streßhormone in das akute Stadium zurückgeführt. Das Immunsystem wird geweckt, merkt, daß etwas nicht stimmt, und geht zum Angriff über.
Bereiten Sie im Eiswürfelfach Eiswürfel aus Ingwertee oder Ingweressig und Wasser im Verhältnis 1 : 1 zu. In einen Stoffbeutel, Sie können auch eine Stoffeinkaufstasche oder einen größeren Waschhandschuh nehmen, geben Sie so viele Eiswürfel, daß Sie ihn noch bequem halten können. Sobald der Beutel durch das tauende Eis feucht zu werden beginnt, tupfen Sie damit den ausgewählten Körperabschnitt immer wieder ab. Legen Sie ein Badetuch unter, damit die Unterlage nicht feucht wird.
Es ist wichtig, darauf zu achten, daß bei der Eisbehandlung kein Frieren oder Frösteln auftritt! Der momentan behandelte Bereich sollte leicht gerötet sein und sich kalt anfühlen, der übrige Körper und die zuvor behandelte Stelle müssen – durch die intensivere Durchblutung –, als warm empfunden werden.
Gegenüber der Verwendung trockener, vorgefertigter Eisbeutel und Packungen hat diese feuchte Kälte eine besonders intensive Wirkung: Die erwünschte reaktive Erwärmung tritt schneller und kräftiger ein. Dazu trägt auch die gefäßerweiternde Wirkung des Ingwers und Essigs mit bei.

Abwaschung mit Ingweressig

Die Abwaschung ist ein mildes Regulationstraining zur Abhärtung, Durchblutungsförderung, Hautstoffwechselanregung und Immunstimulation. Sie ist besonders geeignet bei Kreislaufstörungen und Atemwegsinfekten.
Bereiten Sie das Wasser so vor, wie unter »Abreibung mit Ingweressig« beschrieben. Tauchen Sie zwei Handtücher in das kalte Wasser, nehmen Sie ein Handtuch heraus, und wringen Sie es leicht aus. Beginnen Sie mit der Abwaschung am rechten Bein, dann gehen Sie zum linken Bein, rechten Arm, linken Arm, Bauch, Rücken und Brust.
Wechseln Sie nach jedem Körperteil das Handtuch. Ein Handtuch bleibt immer im Wasser, damit es auskühlen kann.

Ingwerwickel

Vorbereitung und Anlegen eines Ingwerwickels
Ingwerwickel sind bei örtlichen Durchblutungsstörungen, Entzündungen und Fieber eine sehr gute Hilfe. Im Brustraum wirken sie zudem schleimlösend und hustenlindernd, im Bauchraum regen sie die Funktion der Verdauungsdrüsen an und harmonisieren so die Verdauungsvorgänge.
Für einen Wickel benötigen Sie als Unterlage eine Decke, ein dünnes und ein dickeres Handtuch. Ein eng anliegendes Kleidungsstück, wie zum Beispiel ein Unterhemd oder T-Shirt, sind ideal, um als feuchtes Teil direkt am Körper angelegt zu werden. Diese Kleidungsstücke sollten jedoch nur aus ungefärbter Baumwolle oder Leinen bestehen und bereits häufig gewaschen sein, damit keine chemischen Substanzen von der Kleidung in die Haut gelangen können. Sie sollten deshalb auch nicht mit Weichspüler behandelt worden sein. Bei wärmestauenden Anwendungen brauchen Sie noch eine weitere Decke oder ein Deckbett zum Zudecken.

Wirkung der Ingwerwickel bei unterschiedlicher Anfangstemperatur und Anwendungsdauer				
kaltes Ingweressigwasser Wickeltemperatur 10–20 °C	kaltes Ingweressigwasser Wickeltemperatur 10–20 °C	warmes Ingwer(essig)-wasser Wickeltemperatur 38–42 °C	kaltes Ingwer(essig)-wasser Wickeltemperatur 10–20 °C	warmes Ingwer(essig)-wasser Wickeltemperatur 38–42 °C
bis 20 Minuten, mehrmals	bis 60 Minuten	bis 60 Minuten	bis 90 Minuten	bis 90 Minuten
wärmeentziehend	wärmestauend	wärmestauend	schweißtreibend	schweißtreibend
Anwendungen zur				
Fiebersenkung bei Entzündungen mit mäßigem Fieber, max. 39,5 °C, z. B. Erkältung, Grippe, Bronchitis, Blasen-entzündung	Durchblutungsanregung, z. B. bei Organkrämpfen, akuten rheumatischen Beschwerden und Atemwegserkrankungen	Stoffwechselanre-regung zur Ausheilung chronischer Erkrankungen, z. B. chronischer Rheumatismus und chronische Atem-wegsbeschwerden	Entwicklung künst-lichen Fiebers bei Krankheiten mit Untertemperatur und verminderter Kreislaufbelastbarkeit	Entwicklung künstlichen Fiebers, z. B zur Reaktivierung nicht ausgeheilter Erkrankung bei guter Kreislaufbelastbarkeit
Große Wickel erfordern einen stabilen Kreislauf! *Sie sollten nur so lange im Wickel bleiben, wie Sie sich wohlfühlen!*				

Legen Sie auf die Decke ein trockenes Tuch. Tauchen Sie das dünne Handtuch oder Kleidungsstück in verdünnten Ingweressig. Wringen Sie das Tuch gut aus, und legen Sie es faltenfrei auf die vorbereiteten Tücher. Wickeln Sie es möglichst fest, aber nicht einschnürend, um die zu behandelnde Körperpartie. Falls Sie ein Kleidungsstück benutzen, dann ziehen Sie es dem Patienten an, nachdem Sie es gut ausgewrungen haben, und wickeln die zwei weiteren Tücher anschließend über das nasse Kleidungsstück.

Allgemein ist zu beachten, daß Wickel faltenfrei und ohne Zwischenraum angelegt werden und nicht verrutschen sollten. Wärmestauende und schweißtreibende Wickel müssen zusätzlich mit einer Decke in ihrer Wirkung unterstützt werden.

Wärmestauende Wickel

Ein wärmestauender Wickel wird mit einer möglichst warmen Essigwassermischung getränkt, soweit ausgewrungen, daß er nicht mehr tropft und die übrigen Wickeltücher nicht mehr durchfeuchtet. Ein kalter wärmestauender Wickel wird mit gerade noch erträglichem kaltem Wasser befeuchtet.

Beide Wickel bleiben mindestens so lange angelegt, bis sich ein deutlicher Wärmestau im Wickel eingestellt hat. Normalerweise bleiben sie so lange liegen, wie sie als angenehm empfunden werden, sogar über Nacht.

Wärmeentziehende Wickel

Das Wasser für einen wärmeentziehenden Wickel hat Raumtemperatur und das für einen kalten wärmeentziehenden Wickel hat Leitungstemperatur oder wird mit Eiswürfeln gekühlt. Beide Wickel werden ausgetauscht, sobald die Durchwärmung durch den Körper beginnt. Die Wickel werden zwei oder drei Mal wiederholt. Unbedingt aufhören, falls die Erwärmung durch den Körper nicht mehr ausreicht!

Sogar eine wärmeentziehende Anwendung kann in ihrer Wirkung durch Ingweressig verstärkt werden, denn sie führt dazu, daß mehr Blut zur Abkühlung herangebracht wird. Das eventuell

auftretende Wärmegefühl hat nichts mit einer herzbelastenden Temperaturerhöhung zu tun. Es ist lediglich das Ergebnis der Lösung von Gefäßkrämpfen.
Fieber wird meist unter Ingweranwendung angenehmer empfunden, sicher auch, weil Ingwer das Herz entlastet. Ausnahmen bestätigen die Regel, deshalb sollte immer das Empfinden des Patienten die Anwendung von Ingwer bestimmen.

Halswickel mit Ingweressig und Zwiebeln
Dieser Wickel ist bei allen Hals- und Rachenentzündungen hilfreich. Zerkleinern Sie Zwiebeln im Mixer zu einem Brei. Geben Sie nun nur so viel Ingweressig zu, daß der Brei noch ausreichend fest bleibt, um ihn auf ein Tuch streichen zu können (maximal 3 Eßlöffel). Gegebenenfalls können Sie den Brei mit Kartoffelstärke andicken. Der Brei wird auf ein Tuch gegeben, das mit einem darübergelegten Schal um den Hals gewickelt wird. Ist der Brei trocken, sollte er abgenommen werden. Bis zu drei Anwendungen pro Tag sind möglich. Waschen Sie den Hals nach jeder Anwendung gründlich mit klarem Wasser ab, um eine Hautreizung auszuschließen.
Alle Arten von Wickeln sind in der Kombination mit Ingweressig hervorragend zur Linderung von Beschwerden geeignet. Auch Fußpackungen und warme Auflagen können mit Hilfe des Ingweressigs eingesetzt werden.

Kurze Übersicht der Wickel

Armwickel
Der Armwickel schließt möglichst die ganze Hand mit ein und geht dann bis zur Achselhöhle.

Beinwickel
Dieser Wickel reicht vom oberen Drittel des Oberschenkels bis zu den Fußknöcheln. Behandeln Sie immer nur ein Bein, damit der Körper nicht überfordert wird.

Wadenwickel

Bei ihm wird die gesamte Wade behandelt. Wadenwickel sind die einzigen Wickel, die an beiden Beinen gleichzeitig durchgeführt werden können. Voraussetzung ist, daß die Waden warm sind. Dies ist bei fiebernden Kindern nicht immer der Fall! Da es sich hier um einen wärmeentziehenden Wickel handelt, ist weiteres Abdecken nicht unbedingt erforderlich, ein zusätzliches Tuch schützt lediglich das Bett vor der Feuchtigkeit.

Die Temperatur des Wassers sollte ca. 10 °C unter der Körpertemperatur liegen, Hauptsache ist jedoch, daß der Patient sich dabei wohlfühlt. Für den Wadenwickel kann auch ein angefeuchteter Kniestrumpf verwendet werden, der jedoch keinesfalls das Bein unterhalb des Knies abdrücken darf.

Mit dieser Anwendung können Sie, ebenso wie mit einem Einlauf, eine Temperatursenkung von ca. 1 °C erreichen.

Gelenkwickel

Bei den Gelenkwickeln wird nur das betroffene Gelenk behandelt. Im akuten Schub, zum Beispiel bei Gelenkrheuma, wird der Wickel wärmeentziehend, sonst wärmestauend, warm oder kalt, eingesetzt. Kalt dann, wenn ausreichend innere Energie zur Durchwärmung vorhanden ist. Häufig normalisieren sich heiße Gelenke unter der Einwirkung des Ingwers, vermutlich hilft er, die entzündungsfördernden Stoffe aus dem Gelenkbereich abzutransportieren. Sollte das Gelenk statt dessen noch wärmer und somit vermutlich auch schmerzhafter werden, so ist von der örtlichen Anwendung des Ingwers abzuraten!

Gelenkwickel sollten immer ca. eine Handbreit über das Gelenk in beiden Richtungen hinaus angelegt werden, denn die Hauptschmerzen gehen meist von den Muskeln und Muskelansätzen um das Gelenk aus.

Brustwickel

Der Brustwickel reicht bis zur unteren Rippe und sollte die Schultern bis zum Hals gänzlich mit einbeziehen. Wie im Abschnitt »Vorbereitung und Anlegen eines Ingwerwickels« erwähnt, können Sie statt eines Tuches auch ein angefeuchtetes Unterhemd oder ein dünnes T-Shirt benutzen.

Rumpfwickel
Dieser Wickel beginnt unter der Achselhöhle und reicht etwa eine halbe bis eine Handbreit unter den Bauchnabel, er ist also eine Kombination aus Brustwickel und kleinem Lendenwickel. Der Rumpfwickel wird nur bei hoch fieberhaften Erkrankungen als wärmeentziehende Anwendung eingesetzt.

Lendenwickel
Der kleine Lendenwickel wird vom unteren Brustkorbrand etwa eine halbe bis eine Handbreit unter den Bauchnabel angelegt, damit die Blasenregion nicht mit in die Behandlung eingeschlossen wird.
Der große Lendenwickel hat sein oberes Ende, wie der kleine Lendenwickel, am unteren Brustkorbrand und schließt am oberen Drittel des Oberschenkels ab, so daß der ganze Bauch- und Unterleibsbereich therapiert werden kann. Bei diesem Wickel ist es ganz besonders wichtig, daß Sie keine kalten Füße haben, benutzen Sie, falls nötig, eine Wärmflasche.

T-Wickel
Der kalte T-Wickel ist vor allem bei Menschen angezeigt, die zu Blasen- und Nierenbeckenentzündungen neigen.
Bei Krankheiten im Genitalbereich können ärztlich verordnete Zusätze zur Anwendung kommen. Sehr wirkungsvoll ist Kamillentee, wenn zum Beispiel ein Windelekzem vorliegt. Der T-Wickel kräftigt die Unterleibsorgane, regt die Immunabwehr an und hat sich bei Frauen sogar unterstützend bei Kinderwunsch bewährt.

Ganzkörperwickel (Spanischer Mantel)
Der Ganzkörperwickel wird in den Frühstadien akuter Infekte, zur Desensibilisierung bei Allergikern, bei Rheumatikern und zur Aktivierung alter Infektionskrankheiten angewandt. Der soge-

	Anwendung der Ingwerwickel	
Armwickel	*Beinwickel*	*Wadenwickel*
Kopfschmerzen = wärmeentziehend, beide Arme Sehnenscheidenentzündung, akut = wärmeentziehend Sehnenscheidenentzündung, chronisch = wärmestauend warm Lähmungen, schlaffe = wärmestauend kalt Lähmungen, spastische = wärmestauend warm	Venen- und Lymphentzündungen, akute = wärmeentziehend Venen- und Lymphentzündungen, chronische = wärmestauend kalt Venen- und Lymphstauungen = wärmestauend kalt Zellulitis = wärmestauend kalt Muskel- und Gelenkrheuma = wärmestauend warm oder kalt Hohes Fieber = wärmeentziehend Durchblutungsstörungen innerer Organe und Kopfschmerzen = wärmeentziehend Lähmungen, schlaffe = wärmestauend kalt Lähmungen, spastische = wärmestauend warm	Fieber = wärmeentziehend Venen- und Lymphentzündungen, akute = wärmeentziehend Venen- und Lymphentzündungen, chronische = wärmestauend kalt oder warm Durchblutungsstörungen und Kopfschmerzen = wärmeentziehend Schlaflosigkeit = wärmeentziehend

Anwendung der Ingwerwickel

Brustwickel	*Lendenwickel*
Asthma bronchiale (im anfallsfreien Stadium) = wärmestauend warm Bronchitis, akute = wärmeentziehend Bronchitis, chronische = wärmestauend warm Keuchhusten = wärmestauend kalt oder warm Rippenfellentzündung, akute = wärmeentziehend Rippenfellentzündung, chronische = wärmestauend warm Pneumonie (Lungenentzündung), akute = wärmeentziehend Pneumonie (Lungenentzündung), chronische = wärmestauend kalt Herzentzündung, akute = wärmeentziehend Herzentzündung, chronische = wärmeentziehend Luftröhrenentzündung, akut und chronisch = siehe Bronchitis	*Kleiner Lendenwickel* Leberentzündung, akute = wärmeentziehend Leberentzündung, chronische = wärmestauend warm oder kalt Nierenentzündung, akute = wärmeentziehend Nierenentzündung, chronische = wärmestauend warm oder kalt Magenkoliken = wärmestauend warm *Großer Lendenwickel:* Magen- und Darmkoliken = wärmestauend warm Blähbauch = wärmestauend warm oder kalt Blasenentzündung, akute = wärmestauend kalt Blasenentzündung, chronische = wärmestauend warm Harnwegs- und Harnleiterentzündungen, akute = wärmestauend kalt Harnwegs- und Harnleiterentzündungen, chronische = wärmestauend warm Unterleibskrämpfe = wärmestauend warm Unterleibsentzündungen, akute = wärmeentziehend kalt Unterleibsentzündungen, chronische = wärmestauend warm oder kalt

nannte Spanische Mantel ist der einzige in diesem Buch beschriebene schweißtreibende Wickel, er wird kalt angelegt. Der Ingwer unterstützt seine Wirkung deutlich.
Dieser Wickel ist nur für kreislaufstabile Personen ohne »Platzangst« geeignet. Radio hören und Fernsehen sind erlaubt, die Patienten sollten zum entspannten Sehen allerdings den Körper nicht bewegen oder den Kopf hoch halten müssen.

Warme Wickel und Kompressen

Warme Wickel und Kompressen sollten nur nach Rücksprache mit dem Arzt angelegt werden, da die wenigsten medizinischen Laien in der Lage sind, unklare Schmerzzustände eindeutig zu diagnostizieren.

Warme Wickel und Kompressen sind optimal bei allen Arten von Koliken, bei manchen entzündlichen Vorgängen können sie jedoch auch schwere Schäden anrichten. Durch die Wirkstoffe des Ingwers erhalten sie eine deutliche Wirkungsverstärkung. Das innere Wickeltuch wird dafür in gerade noch hautverträglich warmes, verdünntes Ingwerteewasser oder Ingweressigwasser getaucht und ausgewrungen.

Kühles Vollbad mit Ingweröl

Dieses Bad erfrischt und kräftigt den Kreislauf, härtet ab und läßt sich im Freien (See, Fluß, Freibad) oder zu Hause in der Badewanne durchführen. Reiben Sie Ihren Körper mit dem selbst zubereiteten Ingweröl ein, bevor Sie ins Wasser steigen. Das Bad hilft bei der Gewöhnung an ungewohnt kalte Temperaturen.

Warmes Vollbad mit Ingwer

Diese Bad führt zu einer Erhöhung der Körpertemperatur (künstliches Fieber) und ist angezeigt, wenn bei Infektionen normale Temperatur oder gar Untertemperatur vorliegt. Dies deutet auf eine generelle Abwehrschwäche des Körpers hin. Bei ständig fröstelnden Personen (immer kalte Hände und Füße) hilft es, den Kreislauf zu trainieren. Dies gilt besonders in Verbindung mit der abschließenden Kaltanwendung; durch den Wechsel von Warm auf Kalt werden die Gefäße trainiert und die Durchblutung verbessert.

Bei allen Vollbädern belastet der Wasserdruck Herz und Kreislauf. Deshalb ist es besser, Kinder und ältere Erwachsene schon in die Wanne steigen zu lassen, wenn noch nicht so viel Wasser eingelaufen ist, daß es den Körper bedeckt. So kann das Wasser langsam steigen und Druck und Temperatur werden leichter verkraftet. Die Badezeit beträgt 20 Minuten bei einer Badetemperatur von 36–38 °C.

Die Beigabe von 1 kg Salz und jener Menge Ingwertee oder Ingweressig, die gerade einen leichten Ingwergeschmack bewirkt, kräftigt und regt die Durchblutung anhaltend an.

Damit die Wirkung der Bäder voll zum Tragen kommt und das Bad zu keiner Gefahr im Sinne körperlicher Überforderung wird, beachten Sie bitte folgende Punkte:

- Die Wassertemperatur sollte bei Säuglingen, Kleinkindern und geschwächten Erwachsenen 36 °C nicht überschreiten.
- Den Badezusatz erst ins Wasser geben, wenn die Badetemperatur erreicht ist.
- Kleine und kranke Kinder oder Erwachsene auf keinen Fall unbeaufsichtigt im Wasser lassen.
- Die jeweilige Badedauer dem Befinden der Person anpassen. Die zeitliche Obergrenze liegt bei maximal 20 Minuten. Dies ist ohnehin die Dauer, in der der Körper die meisten Wirkstoffe aus dem Bad aufgenommen hat.
- Bei Herzkranken darf die Wassertemperatur nur zwischen 28 und maximal 33 °C liegen. Außerdem darf die Wasserhöhe

nur bis zum Bauchnabel reichen. Steigt das Wasser höher, so besteht die Gefahr, daß der Wasserdruck vom Kreislauf nicht verkraftet wird.

Als besonders nützlich haben sich noch folgende Regeln erwiesen, die sowohl für Kinder als auch für Erwachsene gelten:

- Vor jedem Bad, das nicht der Reinigung dient, führen Sie eine Ganzkörpertrockenbürstung durch, damit abgestorbene Hautteilchen entfernt, die Haut gründlich durchblutet und somit die Wirkstoffe aus dem Bad besser aufgenommen werden, aber auch Giftstoffe leichter ausgeschieden werden können.
- Nach einem medizinischen Bad im Krankheitsfall nicht kalt, sondern lediglich leicht kühl abduschen.

Medizinische Bäder, deren Temperaturen über der Körpertemperatur liegen, dienen der Aktivierung des Immunsystems und sind bei ständig kränkelnden Kindern und Erwachsenen, die nie oder nur selten fiebern, angezeigt. Solche Bäder sollten nur auf ärztliche Anweisung und unter fachlicher Kontrolle durchgeführt werden. Diese thermischen Anwendungen erzeugen künstliches Fieber, das Viren und andere Krankheitserreger schwächt oder gar abtötet, wobei Ingwer diese Wirkung noch verstärkt.

Achtung: Ein absolutes Badeverbot gilt für Kinder und Erwachsene mit unklaren Bauchbeschwerden. Es besteht die Gefahr, daß es durch die Wärme zu einem Magen- oder Darmdurchbruch kommt!

Auch Teilbäder in Form von Bürsten-, Rumpfreibe-, Fuß- und Armbädern oder das Wassertreten können in ihrer Wirkung durch die Zugabe von Ingweressig verstärkt werden.

Kalte Waschungen mit Ingweressig

Fiebernden Kinder ist eine Eisbehandlung nicht zuzumuten. Wesentlich entlastender sind häufige kalte Waschungen mit Ingweressigwasser. Es erfrischt, stärkt den Kreislauf und wirkt leicht desinfizierend.
Für Waschungen benötigen Sie kaltes Wasser und einen Waschlappen. Noch besser ist es, ein grobes, nicht zu kleines Leinentuch in das Wasser-Ingweressig-Gemisch zu tauchen. Nehmen Sie dazu 2 Eßlöffel Ingweressig pro Liter Wasser. Eine derartige Verdünnung wird auch noch auf Schleimhäuten toleriert, falls sie aus Versehen einmal in die Augen gelangen sollte. Am wirkungsvollsten ist die Ganzkörperwaschung. Tauchen Sie das Tuch dazu in das Essigwasser, und waschen Sie systematisch alle Körperbereiche. Tauchen Sie das Tuch zwischendurch immer wieder einmal in das kühle Ingweressigwasser ein.

Herzreibung mit Ingweressig

Die Herzreibung ist bei Kreislaufschwäche angezeigt und wird mit der nassen, kalten Hand kreisförmig im Herzsegment durchgeführt. Mischen Sie dazu Ingweressig und Wasser im Verhältnis 1 : 1. Je langsamer die Reibung durchgeführt wird, desto eher beruhigen sich Atmung und Herzschlag. Das Fieber reduziert sich auf eine therapeutisch sinnvolle Temperatur. Die herzkräftigende Wirkung des Ingwers ist klinisch vielfach belegt, er sollte deshalb zusätzlich auch innerlich regelmäßig eingenommen werden.
Durch die Zugabe des Ingwers werden alle oben erklärten Kneippschen Anwendungen in ihrer Wirkung deutlich verstärkt. Natürlich könnten Sie sowohl beim Ingwertee als auch beim Ingweressig die oben beschriebene Dosierung erhöhen. Die Erfahrung zeigt jedoch, daß dann die Tendenz zu einer Gewöhnung entsteht und nach einer gewissen Zeit der Ingwer nicht mehr so günstig wirkt. Bei normaler Dosierung tritt dieses Problem nicht auf.

Ingwer und Eigenharn

Für diejenigen, die bereits gute Erfahrungen mit der Eigenharntherapie gemacht haben, sei kurz darauf hingewiesen, daß der Anteil des Ingwers im Harn – regelmäßige Ingwereinnahme vorausgesetzt – besonders für Anwendungen auf der Haut recht wirkungsvoll ist.
Wie Sie sicher bereits wissen, sind die über die Nieren ausgeschiedenen Stoffe überwiegend Vitalstoffe, die sich bei der Flüssigkeitsregulation nicht zurückhalten ließen, und nur zu einem sehr geringen Teil Abfallstoffe (Harnsäuren). So enthält der Harn unter anderem, ebenso wie das Blut, aus dem er kommt, alle Vitamine, Mineralien usw., die für einen Heilungsprozeß erforderlich sind. Die keimfeindlichen Stoffe des Harns ergänzen sich wirkungsverstärkend mit jenen Ingwerstoffen, die als ehemalige Blutbestandteile voll stoffwechselfähig sind. Dadurch, daß diese Ingwerbestandteile bereits am Körperstoffwechsel teilgenommen haben, sind sie besonders hautgängig und hautaktiv. Die Harnsäuren stimulieren zusätzlich den Stoffwechsel im Hautbereich, dies zeigt sich auch daran, daß die meisten Hautpflegemittel und Wundsalben Harnsäuren enthalten.

Homöopathische Aufbereitung

Die homöopathische Anwendung des Ingwers, in der im folgenden beschriebenen Form, hat in vielen Fällen erstaunlicherweise durchaus mit der Teeanwendung vergleichbare Wirkungen gezeigt, obwohl rein rechnerisch nur geringste Mengen des Ingwerwirkstoffes zum Tragen kommen. Aber das ist ja gerade das Wunderbare an der Homöopathie.
Listen Sie sich Ihre Beschwerden auf, und bitten Sie Ihren Arzt um die aktuellen Blutwerte. Sie werden dann bei einer späteren Kontrolle leichter erkennen können, ob der Ingwer in der gewünschten Form bei Ihnen gewirkt hat.

Bitten Sie Ihren Apotheker, aus dem zuvor beschriebenen, selbst zubereiteten und durch einen Kaffefilter gefilterten 70%igen Alkoholauszug mit Ingwer oder einem alkoholischen Ingwerauszug DAB eine Verdünnungsreihe D12, D9, D6, D4, D3, D2 und D1 herzustellen.
Beginnen Sie über drei Wochen mit der D12. Dann gehen Sie in wöchentlichen Abstand zur D9, D6 usw. über. Sobald sich irgendwelche ungünstigen Reaktionen zeigen, nehmen Sie bitte wieder die nächsthöhere Potenz ein und behalten diese Potenz für sechs Wochen bei. Sie können diese Therapie dann, nach sechs Wochen Pause, wieder bei der D12 mit nur einer Woche usw. fortsetzen.
Wir haben Patienten, bei denen es mehrere Jahre gedauert hat, bis sie auch die unverdünnten alkoholischen Auszüge vertragen haben. Meist läuft es jedoch so ab, daß auch die D1 und die Urtinktur im ersten oder zweiten Anlauf ohne negative Reaktionen eingenommen werden können.
Mit dieser Bereitschaft des Körpers, auf die Ingwerstoffe nicht mehr überschießend zu reagieren, ist in den allermeisten Fällen eine deutlich geringere Allergiebereitschaft gegen die unterschiedlichsten Stoffe verbunden. Es kommt zu einer sogenannten unspezifischen Harmonisierung der Immunreaktionen, mit der eine allgemeine Besserung vieler weiterer körperlicher Beschwerden einhergeht. Meist ist dann auch die Anwendung des Ingwertees oder des Ingwerpulvers möglich, wobei es noch zu weiteren Gesundheitsfortschritten kommt.

Die Erstverschlimmerung

Eine Verschlimmerung der aktuellen Beschwerden und sogar ein Wiederauftauchen bereits als überwunden geglaubter körperlicher Probleme kann in Zusammenhang mit jeder wirksamen Therapie verbunden sein. Wir sollten dies vor allem als ein günstiges Zeichen sehen, das uns die Wirksamkeit der jeweiligen Anwendung auf unseren Körper und seine Probleme anzeigt.

Das »große Reinemachen« verläuft lediglich etwas zu stürmisch und muß besser dosiert werden.
Setzen Sie in diesem Fall eine Woche aus, und beginnen Sie anschließend mit einer geringeren Dosis, die Sie dann allmählich steigern.

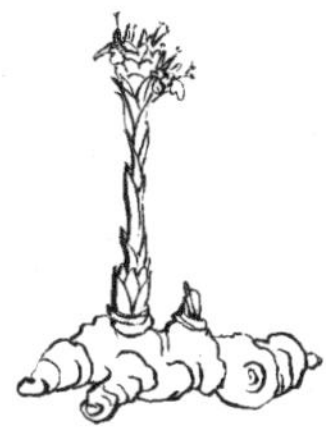

So bleiben Sie fit und behandeln Krankheiten mit Ingwer

Abwehr- und Immunschwäche

In den meisten Fällen entwickelt sich eine Abwehrschwäche im Laufe der Jahre durch eine ungesunde Lebensweise. Hier wirkt es sich zum Nachteil aus, daß unser Körper über viele Ausgleichsmechanismen verfügt, die selbst lang anhaltende Verhaltensfehler in Ernährung, Bewegung und Denken ausgleichen. Meist dauert es 15 oder gar 20 Jahre, bis sich die Fehler in unserer Lebensweise durch ein Nachlassen der körperlichen Leistungsfähigkeit und der Widerstandskraft gegenüber Krankheiten zeigen.

Streichen Sie jegliche Art von Genußgiften aus Ihrem Leben! Meiden Sie fettes Fleisch, Wurst und Geräuchertes. Sie schwächen nachweislich damit Ihr Immunsystem. Gönnen Sie sich mindestens acht Stunden Schlaf täglich, in dieser Zeit ist das Immunsystem am aktivsten.

Besonders günstig ist es natürlich, wenn die Ingwertherapie durch eine Nahrung, die reich an frischem Obst und Gemüse ist, unterstützt wird. Ohne das Vorhandensein aller essentiellen Vitalstoffe fehlen dem Immunsystem wichtige Baustoffe zum Aufbau der Abwehrkörper.

Besonders wichtig sind Vitamin E und Selen. Unsere Quark-Öl-Kur ist ein einfacher Weg, sich täglich mit den lebensnotwendigen Vitalstoffen, die zur Bildung von Abwehrkörpern erforderlich sind, zu versorgen.
Mindestens einmal am Tag ins Schwitzen und außer Atem zu kommen stellt sicher, daß mit dem Blut die Ingwerwirkstoffe auch bis in die letzten Winkel unseres Körpers gelangen können. Am günstigsten beginnen Sie mit Ihrer Ingwerkur zu dem Zeitpunkt, wenn andere sich ihre Grippeschutzimpfung geben lassen, oder vier Wochen, bevor jene Stoffe in der Natur auftauchen, auf die Sie allergisch reagieren.
Ingwer enthält viele immunanregende und immunharmonisierende Stoffe: Cumen, Curcumin, Geraniol, Limonen, Myrcen, Oleoresin, Pinien. Von einigen dieser Stoffe wird vermutet, daß sie direkt die Thymusdrüse, als Zentralstelle für die Immunkraft, stimulieren. Auch allergische Reaktionen gegen eine Vielzahl von Stoffen werden durch den Ingwer gemildert, weil er ein übernervöses Immunsystem beruhigt. Reagiert Ihr Körper auf den Ingwer ungünstig, so ist gerade dies eine Chance, mit homöopathisch potenziertem Ingwer Hilfe zu erfahren (Näheres dazu siehe unter »Homöopathische Aufbereitung«).
Mit täglich insgesamt 5 Gramm Ingwerpulver, am einfachsten in Form von Kapseln oder direkt über die Hauptspeisen gestreut, als Ingwertee oder als Ingwerteekonzentrat unterschiedlichen Getränken zugegeben, können Sie die heilende Kraft des Ingwers ohne großen Aufwand nutzen. Auch die Ingweressigkur hat sich bewährt.
Die Einreibung der Lymphknoten an Hals, Achselhöhlen und Leisten mit Ingweröl oder 1:4 verdünntem Ingweressig wirkt besonders schnell. Ebenso das Gurgeln mit Ingwertee, dem Sie frischen oder eingefrorenen Ingwersaft zugegeben haben. Geschmacklich sollte die Ingwermenge noch tolerierbar sein. Auch eine Langzeitmundspülung mit Ingweröl hilft, sich vor einer akuten Bedrohung zu schützen.
Um eine Gewöhnung des Immunsystems an die Ingwerwirkstoffe zu verhindern, sollten Sie nach sechs Wochen mindestens

zwei Wochen mit der Ingwereinnahme pausieren. Als Zwischenlösung hat sich eine Lapachotee-Kur bewährt.

Adipositas (Fettsucht)

So paradox es klingen mag, Übergewicht ist in den meisten Fällen die Folge einer Mangelernährung. Ein Mangel an hochwertiger, frischer Nahrung und an hochwertigen Fetten führt dazu, daß unser Körper über zunehmendes Eßverlangen versucht, doch noch genug von diesen Stoffen zu bekommen. Wer sich vitalstoffarm, also überwiegend mit Weißmehlprodukten und »tot gekochten« Gemüsen ernährt, gibt seinem Körper nicht nur zu wenig Vitalstoffe, sondern raubt ihm diese Stoffe sogar noch zusätzlich, denn die verzehrten Nahrungsmittel enthalten nicht einmal jene Stoffe, die bei ihrer Verdauung verbraucht werden, zum Beispiel die B-Vitamine.
Eine Umstellung der Ernährung auf zunehmend Rohkost, Vollkornprodukte in Maßen und schonend zubereitete Gemüse ist wichtiger als das Kalorienzählen. Fett ja, aber nur in hochwertigster Form als Pflanzenfette. Immer erst zugeben, wenn die Speisen auf Eßtemperatur abgekühlt sind. Sie brauchen die ganze Lebenskraft der fettlöslichen Vitamine A, D, E und K, die Sie nur aus Fetten erhalten können.
Die unumgänglich erforderliche Umstellung auf mehr rohe Nahrung verkraftet meistens das Verdauungssystem nicht. Hier unterstützt der Ingweressig, der zudem auch noch den Fettabbau beschleunigt. Weitere Informationen zu diesem Thema finden Sie im Literaturverzeichnis am Ende des Buchs.

Appetitlosigkeit

Appetitlosigkeit oder auch Appetitstörungen stellen meist kein eigenes Krankheitsbild dar, sondern sind Folgen einer Magen- und Darmstörung oder einer anderen akuten Erkrankung. Der

Körper verweigert die Nahrungsaufnahme, um nicht durch die Verdauungsarbeit zusätzlich belastet zu werden. Mit zunehmender Genesung stellt sich dann der Appetit von selbst wieder ein.
Seelische Belastungen und unverarbeitete Konflikte können sich jedoch auch auf den Appetit auswirken. Der übermäßige Genuß von Kaffee, Tabak und Alkohol hemmt ebenfalls den Appetit.
Ampfer, Fenchel, Knoblauch, Lauch, Löwenzahn, Meerrettich, Möhren, Paprika, Rettich, Rhabarber, Sellerie, Tomaten und Zwiebeln sind besonders appetitanregend. Die appetitfördernde Wirkung des Ingwers ist ebenfalls unbestritten. Seine Wirkstoffe Curcumin, Oleoresin und Protease sind in der Pharmakologie als appetitanregend und verdauungsunterstützend anerkannt.

Arteriosklerose

Die zunehmende Verstopfung der Gefäße und die damit einhergehende geringere Durchlässigkeit der Gefäßwände bewirkt eine ständige Unterversorgung der meisten Organe. Dabei kann das Blutbild sogar besonders gut aussehen, denn das Blut »verliert« ja weniger Stoffe an jene Zellen, die es an sich versorgen soll.
Viele moderne Mediziner sehen in der Unterversorgung der Körperorgane durch zunehmende Undurchlässigkeit der arteriellen Gefäße die Grundursache aller körperlichen Erkrankungen.
Ingwer verbessert die Durchblutung, und es gibt sogar Hinweise darauf, daß er die Ablagerung von Cholesterinen an den Gefäßwänden reduziert. Besonders günstig im Hinblick auf die »Reinigung« der Gefäßwände wirkt sich der Obstessig aus. So liegt es nahe, den Ingwer als Ingweressigkur einzusetzen.
Ohne die Umstellung auf eine allgemein fettreduzierte Ernährung mit ausreichend Omega-3-Fettsäuren, zum Beispiel im Sinne einer Quark-Öl-Kur, werden sich jedoch auch mit Ingwer und Obstessig nur geringe Erfolge erzielen lassen. (Siehe auch »Cholesterinspiegel«.)

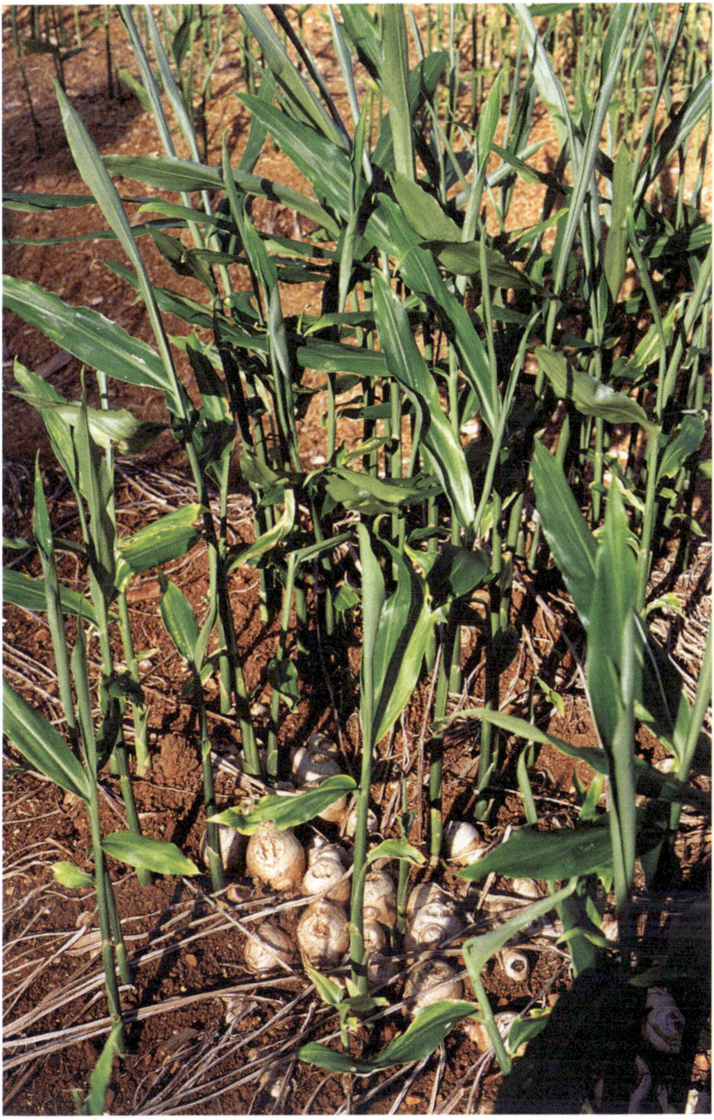

Ingwer (Zingiber officinale)

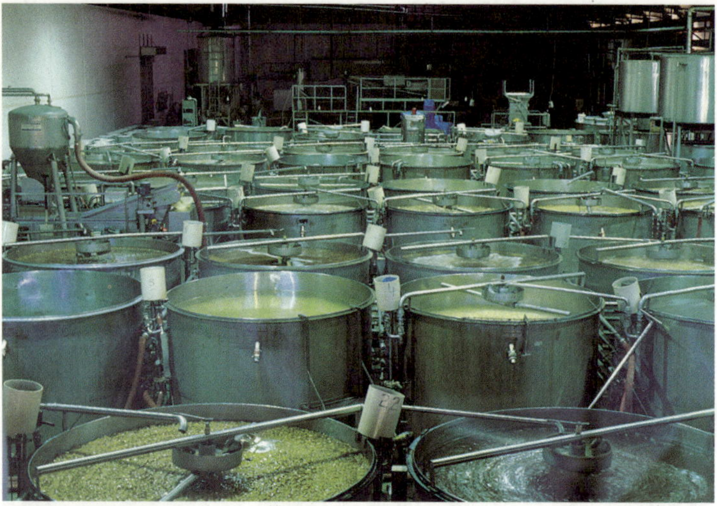

Ingwerfabrik in Yandina, Australien

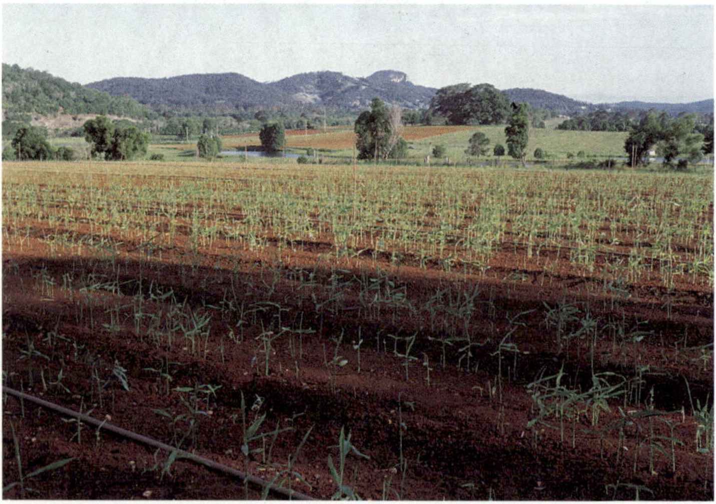

Ingwerfeld in Queensland, Australien

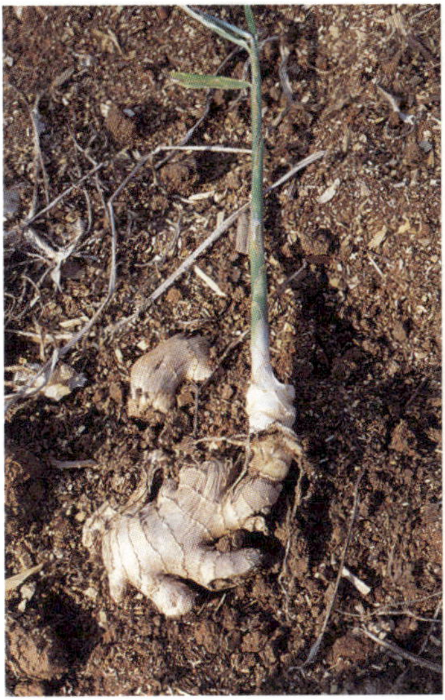

Ingwerrhizom

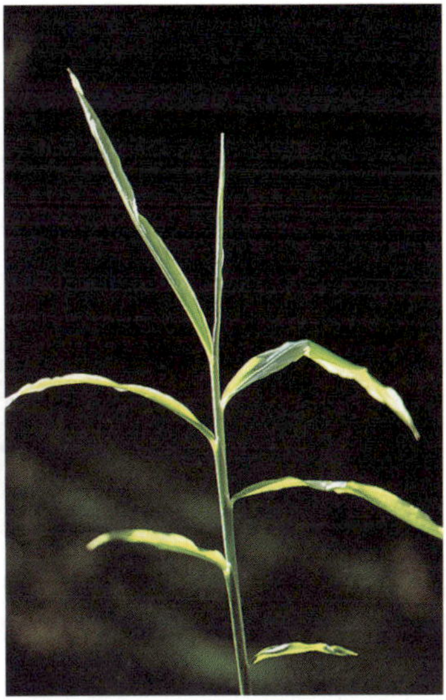

Laubsprosse der Ingwerpflanze

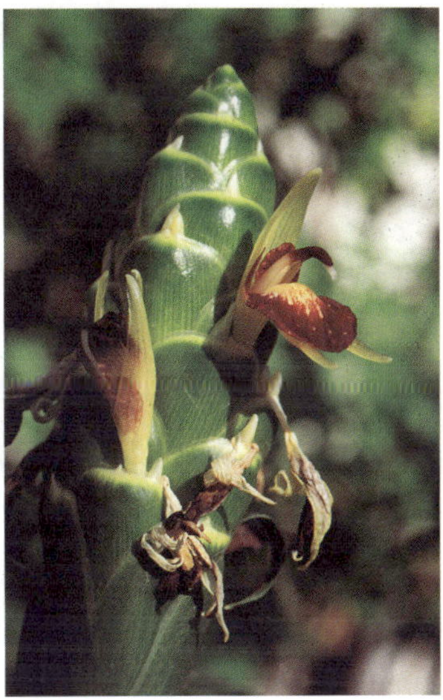

Blütenstand des Ingwer mit offener Blüte

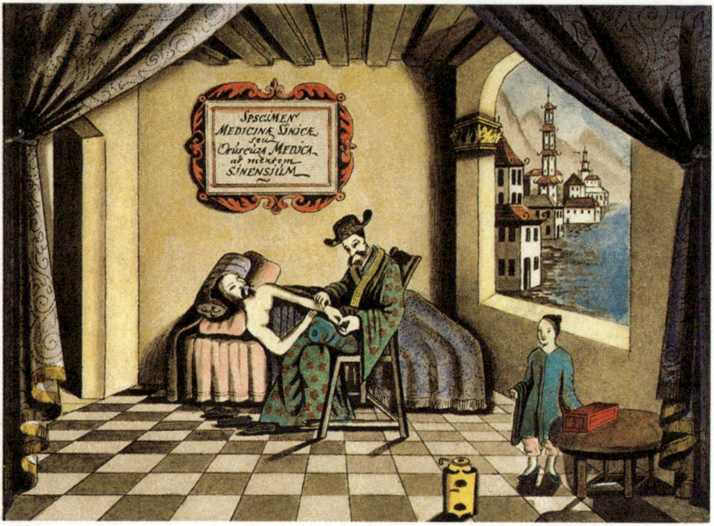

Chinesischer Arzt fühlt den Puls eines Patienten

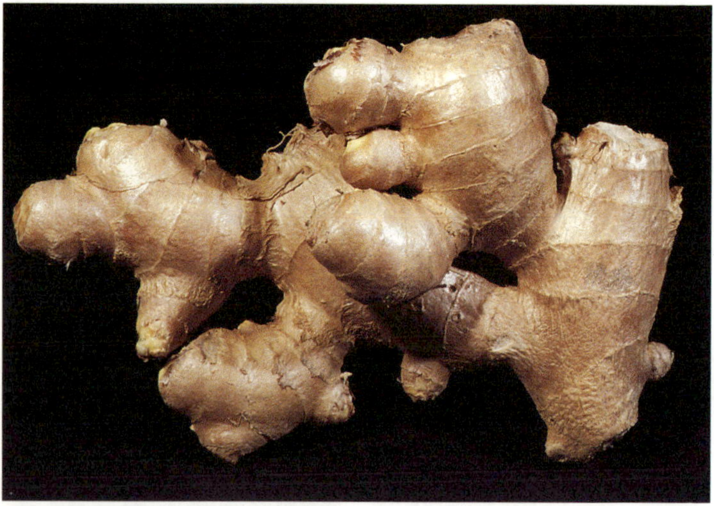

Ingwer-Knolle

Asthma, Bronchialasthma

Bei Asthma ist die Bronchialschleimhaut überempfindlich, unterschiedliche äußere Reize können zum Auslöser werden. Der Asthmaanfall äußert sich durch hochgradige Atemnot, pfeifende Lungen, blaue Lippen, kalte Arme und Beine, starken Schweißausbruch. Ein heftiger trockener Husten mit zähem Schleimauswurf löst nicht selten Angstzustände aus.
Wir kennen vier Hauptformen des Asthmas: das allergische Asthma, das nervös bedingte Asthma, Bronchialasthma mit übermäßiger Schleimabsonderung und das Herzasthma als Folge einer Wasseransammlung in der Lunge – meist auf Grund einer Herzschwäche.
Schonend dosierte Abhärtung mit kalten Anwendungen, bei denen zusätzlich Ingweressig eingesetzt wird, finden Sie im Abschnitt »Kneipp mit Ingwer«. Günstig wirken Ingweröleinreibungen von Brust und Rücken, um die Sie anschließend einen warmen Wickel legen.
Mit der Rotationskost unter Anleitung Ihres Therapeuten sollten Sie versuchen, den eventuellen Allergieauslöser aus dem Nahrungsbereich aufzuspüren.

Im akuten Fall, sogar während eines Anfalls, helfen warme Getränke mit Ingwer. Trinken Sie so viel, so scharf und so warm, wie Sie es gerade noch vertragen können. Je mehr Flüssigkeit Sie zu sich nehmen, um so weniger zäh ist der Schleim.

Natürlich gehört eine derartige Erkrankung in die Hand des Arztes. Doch darüber hinaus kann Ihnen die Ingwereinnahme viel Erleichterung verschaffen – vorausgesetzt, Sie gehören nicht zu den wenigen Menschen, die auf Ingwer allergisch reagieren. Der Ingwerinhaltsstoff Cumen wirkt antiallergisch. Oleoresin, Limonen, Linalol und Myrcen wirken beruhigend und entkrampfend auch auf die Bronchien. Cineole und Pinien sind schleimlösend und hustendämpfend. Asparagin entwässert, und Oleoresin

stärkt das Herz, indem es seine Durchblutung verbessert und es langsamer und kräftiger schlagen läßt.
Omega-3-Fettsäuren aus Fischölkapseln und Leinöl dämpfen ebenfalls die Krampfbereitschaft der Bronchien und lösen zähen Schleim. In der Quark-Öl-Kur finden Sie eine ideale Lösung zur Vorbeugung, sobald die Hauptbeschwerden abgeklungen sind und Sie einmal eine Zeitlang keinen Ingwer einnehmen möchten.

Blähungen

Blähungen sind die Folge einer vermehrten Gasbildung im Verdauungstrakt. Die eventuell krampfartigen Schmerzen können im gesamten Bauchraum und bis hin zum Herzen ausstrahlen, so daß ein dem Herzinfarkt ähnlicher Schmerz auftritt.
Zu hastig hinuntergeschlungene Nahrung, kohlensäurehaltige Getränke, zuviel Brot, Kuchen und andere Backwaren, Kohl, Bohnen und Zwiebeln überfordern die Verdauungsenzyme und Darmbakterien, so daß die nur teilverdaute Nahrung Gase bildet. Auch Darmpilze können Blähungen verursachen.
Wenn Ihr Arzt oder Heilpraktiker organische Schäden ausschließen kann, dann ist Ingwer das Mittel der Wahl. Curcumin, Cymen, Geraniol, Gingerol, Protease und Shoagol sind jene Ingwerwirkstoffe, die Ihnen in einem heißen Getränk sofortige Erleichterung verschaffen werden. Im Akutfall hat sich die Ingweröleinreibung des Bauches und anschließendes Abdecken mit einem feuchtwarmen Tuch, über dem eine Wärmflasche liegt, bewährt.

Natürlich müssen akute Prozesse im Bauchraum ausgeschlossen sein, hier würde die Wärme alles nur verschlimmern!

Der Einsatz des Ingwers sollte Sie jedoch nicht dazu verleiten, Ihre ungesunde Ernährungsweise beizubehalten.

Blutdruck (zu niedrig und zu hoch)

Die eindeutigen Ursachen für die meisten Blutdruckabweichungen sind noch nicht wissenschaftlich geklärt. Meistens sind keine organischen Ursachen zu finden. Blutdruckwerte von 140 zu 90 mmHg gelten als normal, alles, was darüber liegt, wird eines Tages zur Gefahr. Statistische Untersuchungen der Weltgesundheitsorganisation belegen, daß ein Blutdruck von 130 zu 80 mmHg noch besser vor Herzinfarkt und Schlaganfall schützt als der Normalwert.
Wenn Ihr Arzt organische Ursachen sowohl für den zu hohen als auch für den zu niedrigen Blutdruck ausschließen kann, dann ist die Ingwertherapie, gemeinsam mit den gefäßheilenden Omega-3-Fettsäuren, das Mittel der Wahl. Auch den Blutdruck erhöhende Nebenwirkungen von Medikamenten vermag diese Kombination zu mindern.
Das Gingerol wirkt blutdrucksenkend, Shoagol dagegen leicht blutdrucksteigernd. Gemeinsam mit den anderen Ingwerinhaltsstoffen kommt es zu einer gefäßerweiternden und durchwärmenden Wirkung, die den Blutdruck ausgleicht. Das körperliche Empfinden ist dabei häufig besser, als die realen Blutdruckwerte es zeigen. Erst durch eine fettreduzierte Kost mit ausreichend Omega-3-Fettsäuren lassen sich zunehmend Blutdruckmittel vermindern und manchmal sogar gänzlich absetzen. Die Ingwerwirkung allein genügt nur in seltenen Fällen.
Bei niedrigem Blutdruck haben sich Einreibungen der Arme, Beine und Schläfen mit Ingweröl oder verdünntem Ingweressig als günstig erwiesen, ebenso wie ansteigende Bäder mit verdünntem Ingweressig, die zudem den ganzen Körper erwärmen.

Blutergüsse

Blutergüsse sind nicht nur recht schmerzhaft, meist dauert es auch geraume Zeit, bis der Körper sie wieder aufgelöst hat.
Hier hilft ein kühlender Umschlag mit 1 : 1 verdünntem Ingwer-

essig oder unverdünntem Ingwer-Alkoholauszug. Auch das sanfte Einreiben mit Ingweröl ist hilfreich. Die innerliche Einnahme des Ingwers empfiehlt sich zumindest bei größeren Blutergüssen.

Bronchitis und Lungenentzündung

Häufig ist eine Bronchitis das Ergebnis einer nicht richtig auskurierten Erkältung. Auch als Folge einer Schädigung der Bronchialschleimhaut durch Rauchen oder andere Atemgifte ist sie heutzutage leider nicht selten. Eine akute Bronchitis dauert ca. zehn Tage und äußert sich durch heftigen, schmerzhaften Husten mit reichlich gelblichem bis dunkelgrünem Auswurf. Meist beginnt alles mit Schüttelfrost, Atembeschwerden und hohem Fieber. Da aus einer Bronchitis eine Lungenblähung oder ein Bronchialabszeß werden kann, gehört sie in die Hand des Arztes.
In vielen Fällen hilft Ingwer, Antibiotika zu sparen oder gar zu vermeiden. Die Ingwerinhaltsstoffe Cumen, Cymen, Linalol, Myrcen, Neral und Terpineol wirken antibakteriell und sind frei von Nebenwirkungen. Cineole und Pinien lösen den Schleim und dämpfen den Husten. Jedoch auch die übrigen Ingwerwirkstoffe helfen, in zum Teil noch nicht geklärter Form, mit. Auch die Heilung einer Lungenentzündung kann auf ähnliche Weise unterstützt werden. Lange galt Ingwer als das Mittel der Wahl bei der Lungentuberkulose.

Cholesterinspiegel (hoher)

Cholesterine sind der Hauptrisikofaktor für die Entstehung der arteriosklerotischen Gefäßveränderungen. Da sie in einer günstigen (HDL) und in einer schädlichen Form (LDL) auftreten, kommt es teilweise zu einem Ausgleich, so daß beim Vorhan-

densein von viel gesundem HDL-Cholesterin auch die ungünstigen LDL-Werte etwas höher sein dürfen. Liegt der LDL/HDL-Quotient über 4, so besteht ein erhöhtes Risiko. Ein Blutcholesterinspiegel über 250 mg% muß jedoch immer als Risikofaktor angesehen werden.
Cholesterin in jeder Form, sei es nun HDL oder LDL, ist ein äußerst wichtiges Element in unserem Körperstoffwechsel. Ist es nicht in ausreichender Menge vorhanden, so werden eine Vielzahl lebenswichtiger Körperfunktionen blockiert. Ein Zuviel des LDL führt jedoch zu ungünstigen Ablagerungen, bevorzugt an den arteriellen Blutgefäßen, und bewirkt damit eine zunehmende Unterversorgung aller Körperorgane, weil die Blutgefäße nicht mehr ausreichend durchlässig für die Nährstoffe sind! (Siehe hierzu auch unter »Arteriosklerose«.)
Sicher ist die Verwendung cholesterinarmer, pflanzlicher Fette eine wichtige Entscheidung für Ihre Gesundheit, vor allem wegen der vielen gesundheitsfördernden Stoffe in Pflanzenölen. Wobei es jedoch von entscheidender Bedeutung ist, auf ein ausgewogenes Verhältnis zwischen Omega-3- und Omega-6-Fettsäuren zu achten. (Um dieses Thema mit all seinen Aspekten zu verdeutlichen, war es erforderlich, ein ganzes Buch, nämlich »Die Quark-Öl-Kur«, zu schreiben. Hier ist leider nicht der Platz für die Erklärung dieser lebenswichtigen Zusammenhänge.)
Wissenschaftlich belegt ist, daß unser Körper ca. 75 % des bei einer Blutuntersuchung meßbaren Cholesterins selbst gebildet hat. Inwieweit er dazu durch Cholesterin aus der Nahrung angeregt wurde, ist noch nicht geklärt. Lediglich die verbleibenden 25 % des Blutcholesterins stammen direkt aus der Nahrung. Dies beweist, daß unser Körper die Cholesterinaufnahme aus dem Darm steuern kann.
Der Ingwer setzt, den aktuellen wissenschaftlichen Forschungsarbeiten zufolge, auf mehreren Ebenen an. Er fördert vor allem mit seinen cholesterinsenkenden Wirkstoffen Curcumin, Gingerol und Shoagol den LDL-Cholesterinabbau in der Leber und die Cholesterinausscheidung über die Gallenflüssigkeit. Er

bremst die Aufnahme des LDL-Cholesterins durch den Darm und die übermäßige Bildung des körpereigenen LDL-Cholesterins. Wie sich dies jedoch im Einzelfall auswirkt, ist individuell sehr unterschiedlich. Die besten Erfolge werden Sie im Zusammenhang mit einer vitalstoffreichen Kost haben, die eine Vielzahl weiterer Stoffe enthält, welche ordnend in den Cholesterinstoffwechsel eingreifen. Bedenken Sie immer, daß auch Streß und andere psychische Belastungen die körpereigene Cholesterinproduktion meßbar anregen.

Durchblutungsstörungen

Ständig kalte Hände und Füße sind die Hauptanzeichen, doch auch Gliederschmerzen, Taubheitsgefühle, rasche Ermüdung und Erschöpfung können die Folge von Durchblutungsstörungen sein. Diese Störungen werden – falls keine organischen Schäden vorliegen, die den Blutstrom hemmen, wie etwa eine mechanische Einengung oder Ablagerungen im Gefäß – durch eine Verkrampfung der Gefäßwandmuskulatur verursacht.
Wenn Ihr Arzt organische Erkrankungen für die Durchblutungsstörungen ausschließen kann, dann ist Ingwer das Mittel der Wahl. Aus der allgemein erwärmenden und durchblutungsfördernden Wirkung der Summation aller Ingwerwirkstoffe heben sich Gingerol, Shoagol, Linalol und Zineol besonders hervor. Auch hier haben sich wieder Kneippanwendungen mit Ingwer als hilfreich erwiesen. Besonders betroffene Stellen können Sie mit Ingweröl oder mit 1 : 1 verdünntem Ingweressig einreiben. (Siehe auch »Kreislaufstörungen und Herzbeschwerden«.)

Durchfall

Solange der Stuhlgang geformt bis leicht breiförmig ist, ist er normal. Wer in dieser Form bis zu dreimal täglich Stuhlgang hat, der sollte froh sein, sich so problemlos von den Abfallprodukten

seines Körperstoffwechsels befreien zu können. Denn was zu lange im Darm verweilt, führt immer zu einer Rückvergiftung des Blutes.
Ist der Stuhl jedoch dünn und wäßrig, so konnte ihm, besonders im Dickdarm, nicht genügend Wasser entzogen werden. Hauptsächlicher Grund dafür ist eine Darminfektion oder das Vorhandensein von Gift- und Reizstoffen in der Nahrung. Der Körper ist nun bemüht, diese auf schnellstem Wege wieder loszuwerden. Deshalb sollten Sie nicht gegen einen Durchfall sofort etwas unternehmen. Geben Sie Ihrem Darm zwei bis drei Tage die Chance, selbst mit diesem Problem fertig zu werden, meist kehrt dann alles wieder ganz von alleine zur Norm zurück.

Ein Durchfall, der nach drei Tagen noch nicht überwunden ist, gehört in die Hand des Arztes!

Um Giftstoffe zu binden und zu transportieren, braucht der Darm vor allem Ballaststoffe, die Faserteile von Gemüse und Obst. Getreidefasern, die Kleie, sind nicht geeignet, weil sie zu rauh sind und den Darm häufig zusätzlich reizen. Reiskleie ist sehr weich und glattrandig, deshalb macht sie eine Ausnahme, besonders als Reisschleim. Jedoch auch Kartoffelbrei ist ideal geeignet, um den Darm zu unterstützen.
Wer regelmäßig Ingwer einnimmt, kennt meist keine Verdauungs- und Darmprobleme. Vielleicht ist jedoch ein Durchfall für Sie der erste Grund, sich die Heilkraft dieser Wunderwurzel zunutze zu machen, dann haben Sie allerdings ein kleines Problem: Der noch nicht an den Ingwer gewöhnte Darm reagiert in derartigen Situationen schon einmal mit übertrieben verstärkten Bemühungen, denn fast alle Ingwerinhaltsstoffe wirken auch gegen ungünstige Pilze, Bakterien und Viren im Darm, ihre entzündungswidrige Wirkung ist ausgeprägt. Fangen Sie deshalb am bestem bei Ihrer ersten Breimahlzeit mit 1 Gramm Ingwerpulver an, das Sie fein verteilt untermischen. Treten keine unangenehmen Reaktionen auf, so steigern Sie grammweise bis zu 5 Gramm pro Mahlzeit. Wenn Ihnen der Geschmack zu scharf

ist, so nehmen Sie bitte einen Teil der Ingwerdosis in Kapselform. Magen und Darm haben keine Geschmacksnerven, sie sind folglich nicht so empfindlich wie unser Mund. Im klinischen Einsatz sind in derartigen Fällen bis zu 25 Gramm Ingwerpulver täglich die Regel. Dabei wird möglichst auch immer ein geschmacklich erträglicher Anteil frischen Ingwers mit hinzugegeben.
In den meisten Fällen entwickelt sich bei regelmäßiger Ingwereinnahme ein normaler, meist zwei- bis dreimaliger täglicher Stuhlgang. Sie fühlen sich innerlich sauberer dabei, vor allem weil der Stuhl kaum noch unangenehm riecht, quasi desinfiziert ist von den ungesunden, geruchsbildenden Bakterien. Wird dieses Ziel bei einer Einnahme von insgesamt 5 Gramm täglich nicht erreicht, so sollten Sie den Ingweranteil nicht erhöhen, sondern mit einem Fachmann darüber sprechen. Neben einem Mangel an Ballaststoffen kann auch ein Zuviel derartiger Faserstoffe eine Überreizung des Darmes bewirken. Dies ist sogar durch Leinsaat möglich. Der Darm versucht sich dann durch Einschränkung seiner Muskelbewegungen (Peristaltik) vor den von ihm als Reizkörpern empfundenen Stoffen zu schützen.
In jedem Fall macht die Einreibung des Bauchs mit Ingweröl alles erträglicher. Ob ein feuchtes Tuch und eine Wärmflasche darüber gelegt werden dürfen, muß Ihr Arzt entscheiden, denn es könnte ja auch ein entzündlicher Prozeß an Blinddarm, Bauchspeicheldrüse oder Galle durch die Wärme verschlimmert werden!

Erkältung

Erkältung ist ein Universalbegriff für Infekte des Nasen- und Rachenraumes, der Luftröhre, des Kehlkopfes und der Bronchien. Kopf- und Gliederschmerzen kommen häufig dazu. Fieber ist eine wünschenswerte Begleiterscheinung, denn es zeigt uns, daß unser Abwehrsystem aufgewacht ist und arbeitet.
Die inzwischen über hundert bekannten Erkältungsviren werden meist noch von Bakterien unterstützt, die jetzt ihre Chance

sehen, sich auch in unserem Körper mit einzunisten. Nur gegen sie richtet sich das eventuell von Ihrem Arzt verschriebene Antibiotikum, denn gegen die Grippeviren direkt vermag es nichts auszurichten.
Erkältungszeit ist deshalb Ingwerzeit. Neben dem Ingwerpunsch, einem Ingwertee mit Zimt, Koriander, Gewürznelken und ungespritzter Zitronenschale, hilft ein heißes Fußbad mit Ingwertee oder Ingweressig. Sie erhöhen die Körpertemperatur auf ein virenfeindliches Niveau und unterstützen gleichzeitig das Herz. Es muß jetzt besonders viel leisten, ein Vollbad wäre deshalb häufig zu belastend.
Brust- und Rückeneinreibung mit Ingweröl, eventuell durch eine warme Packung unterstützt, Gurgeln mit Ingwertee oder Ingweressig, Langzeitmundspülung mit Ingweröl, Inhalation mit verdünntem Ingweressig, Ingwersirup bei Husten helfen Ihnen jetzt sehr gut. Es macht richtig Spaß, der Erkältung auf so einfache und wirkungsvolle Weise Paroli zu bieten.
Steigt das Fieber über ein für Herz- und Kreislauf erträgliches Maß, so halten Sie sich mit der Zugabe des Ingwers bei äußerlichen Anwendungen zurück. Auch die eventuell zur Fiebersenkung erforderlichen Wadenwickel werden ohne Ingweressig angelegt.
Die regelmäßige Anwendung von Ingwer verbessert allgemein die Durchblutung, so daß unsere Abwehrkörper immer vor Ort sein können, wenn der Angriff der Erkältungsviren erfolgt. An die Kälte gewöhnen Sie ihren Körper am einfachsten mit den unter »Kneipp mit Ingwer« beschriebenen kalten Anwendungen.

Frostbeulen

Wenn die Temperatur der Haut anhaltend unter 15 °C oder bereits kurzfristig unter 5 °C abgekühlt wird, können Frostbeulen entstehen. Dieser Kälteschaden an der Haut zeigt sich durch meist rundliche, teigige, bei Erwärmung juckende und brennende Schwellungen.

Der Ingwerwirkstoff Shoagol hat sich bei Erfrierungen bewährt. Doch wir vertrauen mehr auf die Wirkungsbreite aller Ingwerstoffe gemeinsam, in diesem Fall allerdings auf den rohen Ingwer, wie wir ihn in Ingweröl und Ingweressig aufbereitet haben.
Das regelmäßige Einreiben mit Ingweröl und angenehm warme Bäder mit verdünntem Ingweressig verschaffen bei Frostbeulen Linderung und Heilung.

Haarausfall

Übermäßiger Haarausfall ist zwar meist eine harmlose Sache, unser Selbstwertgefühl leidet jedoch darunter. Auch Pilzinfektionen der Kopfhaut können Haarausfall verursachen; mitunter hat in derartigen Fällen bereits die pilzfeindliche Wirkung der Ingwerwirkstoffe Cymen und Geraniol ausgereicht, um den Pilz abzutöten.
Das sanfte Einmassieren des Haarbodens mit Ingweröl, mit anschließender, mindestens zwanzigminütiger Einwirkzeit, oder das Spülen der Haare nach dem Waschen mit verdünntem Ingweressig (wieder nach dem milden Geschmack richten) haben sich bei Haarausfall bewährt. Natürlich unterstützt die allgemein durchblutungsfördernde Wirkung des Ingwers auch die Kopfhautdurchblutung, so daß eine allgemeine Ingwerkur über mindestens zwölf Wochen immer zu empfehlen ist.

Hämorrhoiden

Bitte richten Sie sich nach den Vorschlägen, die wir im Abschnitt »Durchfall« gemacht haben. Meist ist ein zu harter Stuhlgang die Hauptursache für Hämorrhoidalleiden. Neben der regelmäßigen Anwendung des Ingwers hilft Ihnen die örtlich aufgetragene Ingwerpaste. Das Rumpfreibebad mit Ingwer verbessert die Durchblutungsverhältnisse im Beckenbereich und schafft somit optimale Heilungsvoraussetzungen.

Hauterkrankungen

Manche Hauterkrankungen, zum Beispiel Akne, Dermatitis, Psoriasis, Ekzeme und Juckreiz, sprechen auf verdünnten Ingwertee oder Ingweressig günstig an. Wenn Sie sich nach der Regel des angenehmen Geschmacks der Verdünnung richten, kommt es zu keinen Hautreizungen.
Alle Ingwerzubereitungen wirken in milder Form gegen Viren, Bakterien und Pilze. In Verbindung mit der durch den Ingwer verbesserten Durchblutung, reicht dies häufig bereits zur Anregung und Unterstützung der körpereigenen Aktivitäten aus. Deshalb ist bei den erwähnten Hauterkrankungen ein Versuch mit Ingwer immer angebracht.
Empfindliche Hautpartien, offene Wunden, Verbrennungen ersten Grades und Gürtelrose (Herpes zoster) können Sie mit verdünntem Ingweressig oder -tee besprühen. Hierzu ist eine speziell für diesen Zweck angeschaffte Sprühflasche, wie sie zur Blattpflege von Zimmerpflanzen verwendet wird, hilfreich.
Auch Altersflecken und die Weißfleckenkrankheit (Leukoderma) lassen sich durch Einreibungen mit 1 : 1 mit Wasser verdünntem Ingweressig günstig beeinflussen. Bei sehr trockener Haut empfiehlt es sich, zwischendurch Ingweröl aufzutragen.
Bei Furunkeln, Abszessen und Geschwüren hat sich das Auftragen von Ingwerpaste, das Auflegen eines Ingweröl- oder Ingweressigläppchens bewährt. Um eine Öffnung nach innen und damit eine Blutvergiftung zu verhindern, ist jedoch die Überwachung der Therapie durch einen Heilpraktiker oder Arzt erforderlich.

Ischias- und Rückenschmerzen

Der typische Ischiasschmerz beginnt in der Lenden-Kreuzbein-Gegend und strahlt über das Gesäß und den Oberschenkel bis zum Fuß aus. Da der Ischiasnerv mehrere unterschiedlich verlaufende Äste hat, sind die Schmerzen nicht einheitlich. Manchmal tut zum Beispiel nur der Unterschenkel weh, obwohl die eigentliche Ursache im Rücken liegt. Der Schmerz wird im Lendenwirbelsäulenbereich ausgelöst, wo der Ischiasnerv durch eine Schwellung, Wirbelfehlstellung oder eine defekte Bandscheibe eingeengt wird. Was dann folgt, können man mit einer Haustürklingel vergleichen, nur daß diesmal oben gedrückt wird und es unten, zum Beispiel in der Wade, klingelt bzw. schmerzt. Manchmal treten auch »nur« Taubheitsgefühle oder eine Muskelschwäche auf.

Bevor Sie mit der Ingwertherapie beginnen, muß auf jeden Fall die Ursache Ihrer Beschwerden fachmännisch abgeklärt werden, damit eine anhaltende Nervenschädigung ausgeschlossen werden kann.

Die hier immer vorhandene Schwellung und Muskelverspannung läßt sich durch Einreibung mit Ingweröl beeinflussen. Ob zusätzliche Wärme, die an sich eine Schwellung steigert, guttut, müssen Sie selbst ausprobieren. Sollte dies der Fall sein, dann stand die Muskelverkrampfung als Beschwerdeauslöser im Vordergrund.
Schnelle Erleichterung für zwischendurch schafft die Einreibung mit unserer Ingwerpaste aus Honig und Ingwer. Durch ein angenehmes Kribbeln nach dem Auftragen wird die stark durchblutungsfördernde Wirkung dieser Paste angezeigt. Durch den Ingwer werden die Muskeln Ihres Körpers anhaltend besser durchblutet und somit entspannungsbereiter, Schwellungen werden vermindert. Das haben wir vor allem dem Oleoresin mit seinen Einzelwirkstoffen Gingerol und Shoagol zu verdanken. Doch auch Linalol und Asparagin spielen dabei eine Rolle.
Eine rückenschonende und -kräftigende Bewegungstherapie kann der Ingwer jedoch nicht ersetzen!

Kopfschmerzen

Kopfschmerzen sind ein Warnsignal und keine Erkrankung an sich. Sie müssen deshalb versuchen herauszufinden, was diese Schmerzen verursacht hat. Alkohol, Nikotin und andere Giftstoffe aus der Luft, vitalstoffarme Ernährung, Medikamente und Streß sind häufige Ursachen für Kopfschmerzen.

Natürlich muß abgeklärt werden, ob nicht ein organisches Problem vorliegt. Bei über 70 % der Kopfschmerzen kennt die Medizin jedoch nicht die Schmerzauslöser.

So wissen wir auch nicht, welcher Ingwerinhaltsstoff wie gewirkt hat, wenn die Kopfschmerzen verschwinden. Ist die schmerzdämpfende, die gefäßentkrampfende, die prostaglandinhemmende oder die durchblutungsfördernde Wirkung des Ingwers entscheidend gewesen? Sicherlich war es wieder die gelungene Wirkstoffkombination dieses Naturarzneimittels. Die Wirkung des Ingwerinhaltsstoffs Oleoresin wurde mehrfach untersucht, dabei wurden auch chemische Verbindungen entdeckt, die heute in einigen Kopfschmerzmitteln zu finden sind.

Gerade bei Kopfschmerzen ist Vorbeugung sinnvoller als die Akutanwendung. Mit der Einnahme des Ingwers greifen Sie auch in die Durchblutungsverhältnisse im Kopf günstig ein. Hier sollten Sie das Thema »Kneipp mit Ingwer« nicht übersehen. So wie Ihr Körper lernt, auf Kaltreize gezielt zu antworten, lernt er auch, Gefäß- und Muskelkrämpfen im Kopfbereich rechtzeitig entgegenzuwirken.

Im Notfall hilft die Langzeitmundspülung, das Ölziehen mit Ingweröl, um die Wirkstoffe des frischen Ingwers unverändert über die Mundschleimhaut direkt in die Blutbahn übergehen zu lassen. Kalte Ingweressigkompressen auf Stirn und Nacken wirken oft Wunder. Manche schwören auf die Inhalation mit verdünntem Ingweressig, wenn vermutlich die Stirnhöhlen Verursacher der Schmerzen sind.

Kreislaufstörungen und Herzbeschwerden

Kreislauf- oder Durchblutungsstörungen sind die Ursache der meisten Erkrankungen. Sicher ist vieles, was wir als unabwendbare Altersbeschwerden ansehen, ebenfalls nur das Ergebnis anhaltender Unterversorgung der Organe mit Nährstoffen und mit Sauerstoff. Durch Eiweiß, Fett und Kalk verklebte Blutgefäße machen alles noch komplizierter. Erst intensive körperliche Betätigung sorgt dafür, daß auch die letzten Winkel unseres Körpers mit allen notwendigen Nährstoffen und Sauerstoff versorgt werden.

Klinische Untersuchungen mit durchblutungsfördernden Mitteln, zu denen eindeutig auch der Ingwer gehört, zeigen immer wieder eine gravierende Wirkungssteigerung, wenn gleichzeitig in zumutbarem Maß Ausdauersport getrieben wird. Bei den meisten Menschen genügt dafür ein schnellerer Spaziergang von 30 Minuten, bei dem sie sich gerade noch – ohne in Atemnot zu kommen – normal unterhalten können.

Alle kalten Kneippanwendungen bewirken ebenfalls eine bessere Durchblutung. Unser Körper lernt durch sie, auch die entfernteren Körperbereiche wieder besser mit Blut zu versorgen. (Siehe auch »Arteriosklerose« und »Venenentzündung, Thromboseneigung«.)

Leber- und Gallenblasenbeschwerden

Die Leber ist unsere Stoffwechselfabrik. Umbau der Nahrungseiweiße in Körpereiweiß, Umwandlung der Nahrungszucker in speicherbaren Zucker (Glykogen), Entgiftung, natürlich auch von Alkohol und Medikamenten, das sind ihre auffälligsten Tätigkeiten. Auszuscheidende Stoffe werden an die fettverdauende Gallenflüssigkeit gebunden und gelangen auf diese Weise über den Darm wieder an die Außenwelt.

Appetitlosigkeit, Völlegefühl, Übelkeit mit Brechreiz, Druck im Oberbauch und Kopfschmerzen können ein Hinweis dafür sein, daß die Leber überlastet ist. So gesehen ist es fast schade, daß der Ingwer mit seinen Inhaltsstoffen (vor allem mit Curcumin, Dehydrogingeron, Gingerol, Protease und Shoagol) dazu beiträgt, daß manche fette und ungesunde Speise besser bekömmlich ist und daher nicht vom Speiseplan gestrichen wird.
Ingweröleinreibungen am rechten Oberbauch, über die ein feuchtes Tuch und eine Wärmflasche gelegt werden, erhöhen die Temperatur in der Leber und bewirken damit eine deutliche Beschleunigung des Leber- und Gallenstoffwechsels. Die Folge ist nicht nur ein entspanntes Gefühl im gesamten Bauchraum, auch der Kopf wird freier, oder eine angenehme Müdigkeit stellt sich ein. Deshalb ist diese Anwendung ideal vor dem Einschlafen.

Vorsicht ist bei Gallensteinen geboten, sie können dann vermehrt Schmerzen auslösen!

Durch die Einnahme des Ingwers unterstützen Sie vor allem die Entgiftungsfunktion der Leber. Manche sogenannten rheumatischen Beschwerden, deren Ursache eine Übersäuerung und Vergiftung ist, verschwanden allein durch die Ingwertherapie.

Magen- und Verdauungsbeschwerden

Magen- und Verdauungsbeschwerden sind die ursprüngliche Domäne des Ingwers. Bereits in den um 2700 vor Christi Geburt vom chinesischen Kaiser Shen Nung angeordneten Aufzeichnungen über die Heilkraft der Pflanzen wird der günstige Einfluß des Ingwers auf Magen und Verdauung lobend erwähnt.
Die Wirkung des Ingwers beginnt bereits im Mund. Über die

Mundschleimhäute gelangen vor allem Curcumin und Oleoresin direkt über die Blutbahn zu den Verdauungsorganen und regen die Produktion von Salzsäure und Enzymen im Magen sowie der Bauchspeicheldrüsenverdauungssäfte und der Gallenflüssigkeit für die Absonderung in den Zwölffingerdarm an. Während des Verdauungsprozesses unterstützt der Ingwer die einzelnen Verdauungssäfte mit seinen eigenen Enzymen. Im Darm hemmt er schädliche Pilze und Bakterien und scheint einigen günstigen Bakterien eine ideale Nahrung zu bieten. Außerdem wird durch seine Wirkstoffe die Darmbewegung mild angeregt.
So läuft unter der günstigen Einwirkung des Ingwers die Verdauung gründlicher als gewöhnlich ab, und es verbleiben keine halbverdauten Nahrungsbestandteile zurück, die uns durch Gärungs- und Fäulnisvorgänge, also durch Blähungen und Darmkrämpfe, quälen.
Ingweröleinreibungen, handbreit um den Bauchnabel herum im Uhrzeigersinn, und anschließend ein feuchtes Tuch und eine Wärmflasche darübergelegt, regen den gesamten Verdauungstrakt im milder Weise an, Verdauungsbeschwerden klingen ab.
Bei einer Magenverstimmung oder einem Völlegefühl nach einer zu »guten« Mahlzeit genügt meist bereits ein Ingwerschnaps oder verdünnter Ingweressig, um das Problem zu lösen.
Ein Nachtisch oder eine Vorspeise, in denen sich pro Person mindestens ein Gramm Ingwerpulver befindet, beugt von vornherein derartigen Problemen vor.
Der *Heliobacter pylori* ist ein bei der Entwicklung der Gastritis beteiligtes Bakterium. Über seine Widerstandskraft gegenüber den Ingwerstoffen gibt es zur Zeit noch widersprüchliche Aussagen. Er scheint jedoch zumindest deutlich geschwächt zu werden, so daß es die Selbstheilungskräfte unseres Körpers leichter haben, ihn zu bekämpfen.
Die Ingwergerichte im folgenden Rezeptteil sind uns ein angenehmes Geschmackserlebnis geworden. Der Ingweranteil derartiger Gerichte ist jedoch pro Portion nicht sehr hoch, so daß er wohl für diese eine Mahlzeit Verdauungshilfe bietet, rechnerisch bei der Tagesdosis jedoch nicht mit einbezogen werden sollte.

Menstruationsbeschwerden

Beschwerden sollte dieser natürliche Vorgang normalerweise nicht verursachen, sie sind jedoch leider die Regel. Starke und krampfartige Unterbauchschmerzen, Erbrechen, Kopf- und Rückenschmerzen, ja sogar Depressionen kennzeichnen dieses Krankheitsbild, für das manche männliche Chefs überhaupt kein Einfühlungsvermögen zeigen.

Bevor mit der Ingwertherapie begonnen wird, sollten durch eine gynäkologische Untersuchung organische Erkrankungen als Ursache der Beschwerden ausgeschlossen werden können.

Borneol, Cineol, Gingerol, Limonen, Linalol, Myrcen und Shoagol sind jene Stoffe im Ingwer, die jetzt besonders mit ihrer entkrampfenden und entspannenden Wirkung gefragt sind. Es kann allerdings vier bis sechs Wochen dauern, bis die Wirkung des Ingwers richtig einsetzt.

Müdigkeit und Erschöpfung

Erschöpfung, Müdigkeit und Schlafstörungen sind unser Tribut an eine zunehmend unnatürliche Lebensweise. Können organische Ursachen für diese Beschwerden ausgeschlossen werden, bietet sich der Ingwer mit seiner allgemein kräftigenden Wirkung an.
Nur durch Erhitzung bilden sich im Ingwer eine Reihe interessanter Wirkstoffe. Wissenschaftlich erwiesen ist die Zunahme des Ingwerinhaltsstoffs Shoagol mit seiner anregenden, schmerzlindernden, blutdrucksteigernden und nervlich ausgleichenden Wirkung. Deshalb möchte ich Ihnen folgendes asiatisches Rezept empfehlen: Die für Sie geschmacklich idealen Mengen sollten Sie durch Ausprobieren selbst herausfinden. Ingwer fein reiben und in Honig bräunen. Mit einer Menge Wasser auffüllen, die ein angenehm schmeckendes Getränk ergibt.

Drei ganze Gewürznelken, Pfefferminztee nach Belieben und sieben Pfefferkörner hinzufügen. Aufkochen und zehn Minuten ziehen lassen, erforderlichenfalls verdünnen. Mit jeder Tasse kehrt etwas Energie in Ihren Körper zurück.
Auch unser Ingwerwein, den ich auf Seite 36 beschrieben habe, ist sehr vitalisierend, vor allem wenn Sie $^{1}/_{10}$ Liter davon mit 2 Eßlöffeln frischem Zwiebelsaft mischen, quasi als Kaffeeersatz am Nachmittag.
Sie können sich auch folgendes Rezept zubereiten, das mit Ingweressig noch belebender wirkt: Geben Sie in ein Glas 1 Teelöffel Blütenpollen und 2 Teelöffel Ingweressig. Gut verrühren und warten, bis sich die Blütenpollen ganz aufgelöst haben. Anschließend mit Wasser auffüllen und mit Ahornsirup oder Agavendicksaft abschmecken. Ausführlicheres dazu siehe unter »Ingweressig«.
Kneippanwendungen mit Ingwer bieten ebenfalls viele belebende Impulse. Das Einfachste ist ein kaltes Armtauchbad im Handwaschbecken.
Die konsequente und regelmäßige Einnahme von Ingwer wird Ihnen anfänglich einen Vitalitätschub vermitteln. Dies sollte jedoch kein Grund dafür sein, so weiterzumachen wie bisher. Ein Beispiel für viele ähnliche Abläufe ist das Hormon Melatonin. Es regelt den Schlaf-Wach-Rythmus und kann nur in der erforderlichen Menge gebildet werden, wenn ausreichend Tageslicht auf den Augenhintergrund trifft. Ohne täglich mindestens eine halbe Stunde Bewegung an frischer Luft ist dieses Ziel nicht erreichbar.

Muskelschmerzen

Wenn unsere Muskeln schmerzen, ist es meist ein Muskelkater, der uns plagt. Leider tritt er nicht nur nach intensiver körperlicher Tätigkeit auf, sondern auch nach langem Sitzen oder Stehen. Daran erkennen wir, daß auch dies körperliche Schwerstarbeit ist. Ursache für die Schmerzen ist die Anhäufung von Milchsäure, einem Endprodukt des Muskelstoffwechsels, im Muskel.

Eine Massage mit Ingweröl oder eine Einreibung mit Ingwerschnaps oder verdünntem Ingweressig kann hier jedoch nur dann richtig wirken, wenn durch lockere Bewegungen die Muskeln mit frischem Blut versorgt werden. Die Ingweressigkur hat sich zur Vorbeugung gegen Muskelkater bewährt.

Nieren- und Harnwegserkrankungen

Wenn Sie darauf achten, daß Ihr Harn immer nur schwach gefärbt und niemals stark riechend ist, haben Sie genau die richtige Flüssigkeitsmenge zu sich genommen. Eine Bildung von Nierensteinen kann durch darüber hinausgehendes Trinken nicht verhindert werden. Zu hohe Flüssigkeitsaufnahme belastet die Nieren nur unnütz. Sie müssen, um den Wasserhaushalt zu regulieren, dann zu schnell arbeiten. Dabei werden mit dem Harn Vitamine und Mineralien ausgeschieden, die im Körperstoffwechsel noch hätten gebraucht werden können.

Die allgemeine Durchblutungsförderung und die leicht entwässernde Wirkung des Asparagins aus dem Ingwer unterstützen die Nieren bei ihrer Arbeit. Die vielen keimfeindlichen Stoffe des Ingwers sind in der Lage, Entzündungen der Harnwege vorzubeugen.

Im Akutfall sollten Sie – mit Zustimmung Ihres Arztes! – auf einen konstanten Ingwerblutspiegel achten, indem Sie über den Tag verteilt ca. 10 Gramm Ingwerpulver Ihren Speisen, Süßspeisen und Getränken zugeben. Einem Tee die erforderliche Menge Ingwer beizumischen ist geschmacklich den meisten von uns nicht zumutbar.

Sollten Sie Ihren Körper durch Teefasten bei seiner Arbeit unterstützen wollen, ist dies sicher sinnvoll. In diesem Fall könnte es jedoch sein, daß die verdauungsanregende Wirkung des Ingwers sich nachteilig auswirkt. Dann sollten Sie lieber auf die bewährten Nierentees und erforderlichenfalls auch auf Antibiotika vertrauen.

Ohrenschmerzen

Meist in Folge einer Erkältung auftretend, sollten Ohrenschmerzen nicht auf die leichte Schulter genommen werden. Hier ohne ärztliche Hilfe herumzudoktern kann bleibende Hörschäden hinterlassen.
Linderung und Heilung verschafft ein möglichst hochprozentiger Ingwerschnaps, mit dem Sie eine kleine Schlauchbandage oder einen stabilen Stoffstreifen tränken. Schieben Sie diese Tamponade vorsichtig in das Ohr, und halten Sie sie ständig mit dem Ingwerschnaps feucht.
Chavicol, Cumen, Cymen, Geraniol, Linalol, Myrcen, Neral und Terpineol müßten als Wirkstoffe auf dem Ingwerschnaps stehen, um auch den Schulmediziner davon zu überzeugen, daß es sich hier um ein flüssiges Breitbandantibiotikum ohne Nebenwirkungen handelt.
Wenn der Schmerz nachläßt, hilft das Ingweröl, behutsam mit einem Wattestäbchen im Ohr aufgetragen, bei der endgültigen Ausheilung.

Vorsicht ist mit Wärme geboten, denn sie verschlimmert oft entzündliche Prozesse unnötig.

Prostatavergrößerung

Ab dem fünfzigsten Lebensjahr etwa geht beim Mann die Produktion der männlichen Hormone zurück. Bei manchen Männern führt dies zu einer Vergrößerung der Prostata, in deren Folge es zu häufigem Harndrang, mangelnder Entleerung der Blase oder gar kompletter Harnverhaltung kommen kann.
Die hormonähnlichen Pflanzenstoffe (Phytohormone) im Ingwer scheinen entweder die Produktion männlicher Hormone anzuregen oder direkt günstig auf die Prostata zu wirken.
Auch wenn der genaue Zusammenhang wissenschaftlich noch

nicht geklärt ist, zeigt doch die praktische Erfahrung, daß Prostataerkrankungen unter regelmäßiger Ingwereinnahme weniger häufig auftreten und in ihrem Verlauf erleichtert werden.

Reiseübelkeit

Über die Erfolge bei der Behandlung von Reiseübelkeit mit Ingwer wurde auch der Schulmedizin wieder bewußt, was im Ingwer steckt. Selbst Weltraumfahrer haben den Ingwer als das wirkungsvollste Mittel bei Benommenheit, Übelkeit und Brechreiz erkannt.

Am günstigsten ist es, den Ingwer zwei Stunden vor Fahrtbeginn in Kapselform (entweder aus der Apotheke oder selbst hergestellt) zu nehmen, meist genügt die Menge von 1 Gramm. Die nächste Kapsel wird dann weiter im Abstand von vier Stunden genommen. Bei einer länger dauernden Reise, wie zum Beispiel einer Seereise, können Sie meist nach spätestens drei Tagen den Ingwer gänzlich absetzen. Aber vielleicht brauchen Sie ihn dann doch noch, um die fremdländischen Genüsse besser verdauen zu können.

Rheumatischer Formenkreis

Zum rheumatischen Formenkreis gehört eine Vielzahl entzündlicher Veränderungen an Gelenken, Muskeln, Sehnen, Bändern und Bindegewebe. Selbst der Herzmuskel kann davon betroffen sein.

Unter den vielen medizinischen Ansichten über den Auslöser derartiger Erkrankungen hält sich zur Zeit die Annahme am längsten, es handle sich hierbei um eine autoaggressive Störung des Immunsystems. Folglich wäre ein übernervöses Abwehrsystem, das seine eigenen Körperzellen angreift, die Ursache. Daneben wird auch die Übersäuerungstheorie diskutiert. Ihr zufolge wäre der zu hohe Anteil an säurebildenden Nahrungsstoffen (zuviel

Eiweiß, zuviel Fett) schuld am rheumatischen Krankheitsbild. Auf jeden Fall hilft eine basische Rohkost mit viel frischem Gemüse, säurearmem Obst und wenig Getreideprodukten. Das stellen wir immer wieder in unserer Praxis fest.
Die entzündungshemmenden und schmerzstillenden Wirkstoffe des Ingwers, Borneol, Cineol, Dehydrogingeron, Gingerdion, Gingerol, Linalol und Shoagol, wirken nachweislich bei einer Daueranwendung zumindest erleichternd.
Die antiallergische Komponente des Cumens kommt besonders im unerhitzten Ingwer zur Wirkung. Wenn Sie Ingwer in Pulverform einnehmen, sollten Sie deshalb täglich einmal, am besten vor der Hauptmahlzeit, frischen Ingwer oder einen Eiswürfel des tiefgefrorenen Ingwersaftes in ein Glas Gemüsesaft geben und trinken. Der Geschmack sollte nie zu intensiv sein und bestimmt somit die Dosis.
Die Massage mit Ingweröl oder die Einreibung mit Ingwerschnaps oder verdünntem Ingweressig werden Sie bald nicht mehr missen wollen. Auch Umschläge mit Ingweröl über Nacht haben sich als hilfreich erwiesen. Die Ingwerpaste bewährt sich zur konzentrierten Massage der Schmerzpunkte.
Natürlich sind alle kalten Kneippanwendungen mit Ingwer ideal, weil so die örtliche Durchblutung trainiert wird und die allergische Bereitschaft sich zugleich mindert.
Während der Körper auf die Erwärmung durch den Ingwer positiv reagiert, werden direkte warme Anwendungen häufig nicht gut vertragen. Anfänglich kommt es zwar zu einer Erleichterung, nach kurzer Zeit setzen jedoch die Schmerzen um so heftiger wieder ein.
Einer Dauertherapie mit Ingwer steht nur in Ausnahmefällen eine erhöhte allergische Bereitschaft gegenüber Pflanzenstoffen entgegen. Tritt trotzdem eine Verschlechterung ein, so sollten Sie zu einem anderen Naturheilmittel greifen. Eine Lapachoteekur oder auch unsere Quark-Öl-Kur können nicht nur die Ingwertherapie bei Rheuma unterstützen, sondern sind auch für sich allein sehr wirkungsvoll.

Schwindel und Hirndurchblutungsstörungen

Jeder von uns kennt dieses Gefühl, als würde man sich um sich selbst oder als würde die Umgebung sich um einen drehen. Beim Walzer genießen wir dieses Gefühl, an der Bahnsteigkante kann es tödlich sein. Auf jeden Fall ist bei derartigen Symptomen eine ärztliche Untersuchung unumgänglich.
Vermutlich werden Sie ein die Hirndurchblutung förderndes Medikament und auch Infusionen erhalten. Diese kann der Ingwer nicht sofort und vermutlich auch nur teilweise ersetzen. Seine Wirkung tritt erst nach sechs Wochen kontinuierlicher Anwendung vollständig ein. Er kann jedoch, nach Rücksprache mit Ihrem Arzt, immer unterstützend eingesetzt werden. Gerade bei Hirndurchblutungsstörungen zeigt sich seine günstige wirkungsverstärkende Eigenschaft. So wird sich Ihr Arzt vermutlich wundern, daß die von ihm verordneten Medikamente bei Ihnen so besonders gut anschlagen.
Falls Ihr Arzt skeptisch gegenüber Naturheilmitteln sein sollte, dann sagen Sie ihm einfach, Sie würden gerne ergänzend ein Mittel aus Gingerol, Linalol, Myrcen, Shoagol und Zineol einnehmen. Das sind jene Ingwerinhaltsstoffe, deren hirndurchblutungssteigernde Wirkung klinisch belegt werden konnte.
Eine Nackenmassage mit Ingweröl entspannt die zum Kopf führende Muskulatur, die häufig die Blutgefäße einengt.
Fußbäder mit verdünntem Ingweressig haben sich als sehr günstig auf die Kopfdurchblutung erwiesen. Natürlich helfen auch alle anderen Kneippanwendungen mit Ingwer, denn sie wirken immer auf den ganzen Menschen.

Venenentzündung, Thromboseneigung

Erst 1996 stellte die Weltgesundheitsorganisation fest, daß das Blut der meisten Amerikaner und Europäer zu dickflüssig ist. Leider wird dieser Tatsache von seiten der Medizin noch zu wenig

Beachtung gewidmet. Erst wenn Schlaganfall oder Herzinfarkt den Menschen geschädigt haben, werden Blutverdünnungsmittel regelmäßig verordnet.
Nur dünnflüssiges Blut gelangt in ausreichender Menge auch in die letzten, feinen Blutgefäße. Zudem hat dünneres Blut eine verminderte Gerinnungsneigung, die Gefahr einer gefäßverstopfenden Embolie wird dadurch verringert. Im Ingwer ist es vor allem der Wirkstoff Shoagol, der deutlich blutgerinnungshemmend wirkt und die Fließeigenschaften des Blutes verbessert.
Um das Blut so dünnflüssig zu halten, wie es bei Menschen ist, die nachweislich kaum unter Herzinfarkt oder Schlaganfall leiden – dies ist zum Beispiel bei den Menschen im Mittelmeerraum, besonders auf Kreta und bei den Eskimos der Fall –, gibt es in der Naturheilkunde bewährte Mittel: Nordmeerfischöl, Leinöl, Ingwer und Obstessig.

Jeder, der in dieser Richtung gefährdet ist, also bereits unter Venenentzündungen, Thrombosen, Herzproblemen oder Durchblutungsstörungen leidet, sollte nicht nur auf *ein* Naturheilmittel vertrauen, sondern sich die ganze Palette der möglichen Hilfsmittel zu Nutze machen!

Zu jedem Frühstück gehört deshalb immer die Quark-Öl-Kur mit Leinsaat, Leinöl, Magerquark, Fischöl- und Ingwerkapseln. Mit unseren Rezepten kann dies durchaus zu einer schmackhaften und abwechslungsreichen Nahrungsergänzung werden.
Auch zu den übrigen Mahlzeiten dürfen die Ingwerkapseln nicht vergessen werden. Zusätzlich zwei Gläser frischer Frucht- oder Gemüsesaft, mit Ingweressig und Blütenpollen, über den Tag verteilt getrunken, stellen dann die Versorgung mit den wichtigsten gesundheitsförderlichen Stoffen sicher. Mit dieser Nahrungsergänzung gestalten Sie sich ein gesundes Blutbild. Dies wurde bereits durch Tausende von Blutuntersuchungen bestätigt.

Vergeßlichkeit

Konzentration und Erinnerungsvermögen sind Übungssache. Wer sich mit zu viel Informationen überflutet, die er sich gar nicht merken will, trainiert sein Gedächtnis förmlich in Richtung Vergessen. Gleichgültig, wie alt oder jung man ist: Trainieren Sie Ihr Gedächtnis zwischendurch immer wieder, indem Sie sich an das, was Sie vor einigen Stunden getan und gelesen haben, erinnern.

Es gibt klinische Untersuchungen zum Ingwerinhaltsstoff Oleoresin, die eine deutliche Steigerung der Hirndurchblutung belegen, sicherlich bewirkt dies der ganze Ingwer dann auch.

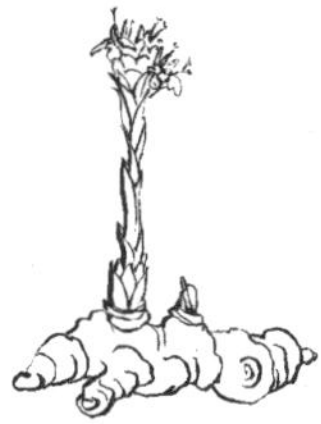

Gesunde Küche mit Ingwer

Um sich mit der Hilfe des Ingwers gesünder und leistungsfähiger zu fühlen, ist ein stabiler Ingwerwirkstoffspiegel im Blut erforderlich. Dies ist vor allem mit der direkten Einnahme des Ingwers erreichbar.
Ingwer ist jedoch nicht nur ein wirksames Medikament, sondern auch ein wunderbares Gewürz. Deshalb haben wir Ihnen die Lieblingsrezepte unserer Familie und Gäste aufgezeichnet. Dabei sind bewußt solche Rezepte ausgewählt, die als Vorbild für weitere Kreationen dienen können.

Ingwergetränke

Während es bei den Ingwerspeisen schwerfällt, die pro Person aufgenommene Ingwermenge zu bestimmen, haben wir bei den Getränken die Möglichkeit, die erforderliche Tagesdosis von ca. 5 Gramm (2 gehäufte Teelöffel) genau zu dosieren, wobei der Ingwer im Getränk belassen wird. Wenn wir lediglich ein Ingwergetränk genießen wollen, ohne daß die medizinische Wirkung für uns von Bedeutung ist, können wir die Ingwerrückstände durch ein Teesieb oder einen Kaffeefilter entfernen. Um so gröber der Ingwer gemahlen ist, desto leichter läßt sich sein

Geschmack binden, vorausgesetzt, Sie vermeiden es, die Ingwerbestandteile zu kauen.
Die Mischung mit Zitrusfruchtsäften aller Art verstärkt den Ingwergeschmack, in anderen Fruchtsäften und auch Multivitaminsäften schmeckt er herrlich. Bei einem Kaltgetränk sollten Sie den Ingwer – falls Sie ihn abfiltern möchten – zuvor ca. 30 Minuten im Getränk belassen, damit ihm zumindest ein Teil seiner Wirkstoffe entzogen werden kann.

Ingwer-Cream-Coffee

Zutaten:
1 Tasse heißer Kaffee
4 EL steifgeschlagene Sahne
1 TL Ingwerpulver
Agavensirup, Ahornsirup oder Honig nach Geschmack

Zubereitung:
Süßen Sie den Kaffe mit dem Honig oder Sirup, ganz nach Ihrem Geschmack. Ingwerpulver unter die Sahne rühren und auf den Kaffee geben.

Ingwertee klassisch

Zutaten:
1 Tasse Ingwertee
Sahne nach Geschmack
Kandiszucker oder Honig

Zubereitung:
Süßen Sie den Tee mit Kandiszucker oder Honig, und verfeinern Sie Ihn mit der Sahne.

Maharadschas Lieblingstee

Zutaten:
1 Bund Minze
750 ml Wasser
2 TL gehackter Ingwer
2 TL Ingwersirup

Zubereitung:
Minze abspülen und ca. 10 Minuten kochen, anschließend 5 Minuten ziehen lassen. In eine vorgewärmte Kanne abseihen, Ingwer und Sirup zufügen.

Joghurt-Flip

Zutaten:
200 g hellfleischige Früchte, z. B. Bananen,
Birnen, Ananas, Äpfel
2 EL Zitronensaft
1 TL Ingwerpulver
$^1/_4$ TL Zimt
4 Becher Naturjoghurt
$^1/_4$ l frische Vollmilch, Buttermilch oder Sahne
1 EL Puderzucker

Zubereitung:
Obst vorbereiten und mit Zitronensaft, Ingwerpulver und Zimt im Mixer pürieren. Die restlichen Zutaten zugeben und nochmals kurz durchmixen. Eiswürfel in die Gläser geben und den Flip sofort servieren.

Erdbeerbowle mit Ingwer

Zutaten:
500 g frische Erdbeeren
5 cl Orangenlikör
2 EL Zucker
2 TL Ingwerpulver
1 Flasche trockener Weißwein
1 Flasche halbtrockener Sekt

Zubereitung:
Erdbeeren waschen und putzen. Größere Früchte halbieren oder vierteln. Erdbeeren, Orangenlikör, Zucker und Ingwerpulver in ein Bowlengefäß geben und ca. 1 Stunde kühlen. Den Wein angießen und nochmals eine Stunde kalt stellen. Kurz vor dem Servieren den gekühlten Sekt dazugeben.

Ingwermilch mit Eierlikör

Zutaten:
1 Glas frische fettarme Vollmilch
1 EL Eierlikör
1 TL Ingwerpulver

Zubereitung:
Mischen Sie die Vollmilch mit dem Eierlikör, und verrühren Sie das Ganze gründlich mit dem Ingwerpulver.

Indischer Möhrensaft

Zutaten:
1 Glas frisch gepreßter Möhrensaft
3 EL Sahne
1 TL Ingwerpulver

Zubereitung:
Vermischen Sie den Möhrensaft mit der Sahne, und rühren Sie das Ingwerpulver gut unter.

Ingwerbrotaufstriche

Erdbeer-Mango-Konfitüre

Zutaten:
500 g Erdbeeren
2 reife Mangos
1 Zitrone
500 g Gelierzucker 2:1
1 kleine Knolle frischer Ingwer (ca. 40 g)

Zubereitung:
Erdbeeren abbrausen, putzen und je nach Größe halbieren. Fruchtfleisch der Mangos auslösen und fein würfeln. Zitrone auspressen. Alles mit dem Gelierzucker mischen und 30 Minuten ziehen lassen, bis sich etwas Saft gebildet hat. Die Masse mit dem Pürierstab zerkleinern. Ingwer schälen, fein reiben und zum Fruchtfleisch geben. In einen Topf füllen und 1 Minute unter ständigem Rühren sprudelnd kochen lassen. In die vorbereiteten Gläser füllen, sofort verschließen und für 10 Minuten auf den Deckel stellen.

Konfitüre mit Apfel und Ingwer

Zutaten:
1 kg Apfel (Jonagold oder Jonathan)
1 kleine frische Ingwerknolle (ca. 40 g)
Saft von 2 Zitronen
Saft einer Orange
100 g Rosinen
1 Zimtstange

Zubereitung:
Äpfel waschen, schälen, vierteln und entkernen. Apfelviertel in kleine Stücke schneiden. Ingwerknolle schälen und fein hacken. Rosinen kurz in Wasser einweichen und abtropfen lassen. Äpfel, Ingwer und Rosinen mit dem Gelierzucker, dem Saft der Zitrusfrüchte und der Zimtstange in einen Topf geben und unter ständigem Rühren erhitzen. Ca. 4 Minuten sprudelnd kochen lassen. Das Fruchtmus sofort in heiß ausgespülte Gläser geben und bis knapp unter den Rand füllen. Gefäße gut verschließen und für etwa 10 Minuten auf den Kopf stellen. Anschließend an einem kühlen dunklen Ort aufbewahren.

Erdbeer-Ingwer-Konfitüre

Zutaten:
1 kg reife Erdbeeren
50 g frischer Ingwer
1 Päckchen Gelierzucker 2:1

Zubereitung:
Erdbeeren waschen, trockentupfen, putzen und grob würfeln. Ingwer schälen und in sehr kleine Würfelchen schneiden. Die Erdbeer- und Ingwerwürfel mit dem Gelierzucker gründlich mischen. Unter ständigem Rühren erhitzen, bis die Masse

kocht. Die Konfitüre ca. 1 Minute sprudelnd kochen lassen. Führen Sie mit Hilfe eines Löffels und einer Untertasse die Gelierprobe durch. Geben Sie dazu ein wenig von der Konfitüre mit dem Löffel auf die Untertasse. Durch das Erkalten sollte der Brotaufstrich auf dem kleinen Teller sehr schnell fest werden. Bleibt die Konfitüre noch flüssig, kochen Sie sie bitte noch etwas länger. Ist die Konfitüre fertig, füllen Sie sie heiß in die vorbereiteten Gläser, und stellen Sie diese für etwa 10 Minuten auf den Kopf.

Kürbiskonfitüre mit Ingwer

Zutaten:
1,8 kg Gartenkürbis
1,8 kg Gelierzucker
1 frische Ingwerwurzel
2 ungespritzte Zitronen

Zubereitung:
Schälen Sie den Kürbis, und schneiden Sie ihn dann in Würfel. Verteilen Sie die Würfel auf ein Backblech, und streuen Sie den Gelierzucker darüber. Stellen Sie das Blech 24 Stunden beiseite, damit der Zucker den Saft aus dem Kürbis ziehen kann. Geben Sie die gezuckerten Kürbiswürfel in einen Topf, und lassen Sie sie aufkochen. Fügen Sie den Saft und die abgeriebene Schale der Zitronen sowie die geschälte und in Stücke geschnittene Ingwerwurzel hinzu, und lassen Sie die Mischung kochen, bis sie geliert. Nehmen Sie den Ingwer heraus, und füllen Sie die Konfitüre in Gläser ab. Ergibt ca. 2,5 kg Konfitüre.

Ingwerbutter

Zutaten:
125 g Butter
2 Schalotten
1 Knoblauchzehe
etwas Cayennepfeffer
1 walnußgroßes Stück frischer Ingwer (ca. 20 g)
Salz

Zubereitung:
Butter schaumig rühren. Schalotten und Knoblauch schälen und fein würfeln bzw. durch eine Knoblauchpresse drücken. Ingwer schälen und fein reiben. Vorbereitete Zutaten zur Butter geben und verrühren, mit Salz abschmecken. Die Masse zu einem Rechteck formen und kühlen. Diese Butter eignet sich als Brotaufstrich und als Ersatz für Kräuterbutter in allen Variationen.

Leckere Ingwergerichte

Ingwer-Apfel-Frischkost

Zutaten:
1 kleine Ingwerwurzel
4 große süße Äpfel
2 Becher Naturjoghurt

Zubereitung:
Ingwerwurzel schälen und fein reiben. Äpfel waschen, schälen, entkernen und raspeln. Beides mit dem Joghurt vermischen. Eventuell nach Bedarf mit Honig oder Agavensirup süßen.

Tip: Dieses Rezept eignet sich sehr gut gegen Reiseübelkeit, wenn Sie auf die Süßungsmittel verzichten.

Brokkolisalat mit Hähnchenbrust

Zutaten:
800 g Brokkoli
200 g Porree
200 g Egerlinge
100 g Hähnchenbrust
Salz
2 EL Sesamöl
2 EL Sojasauce
4 EL Essig
1 Prise Knoblauchpulver
$^1/_2$ TL Ingwerpulver

Zubereitung:
Gemüse putzen und waschen. Brokkoli in kleine Röschen teilen, Porree in feine Ringe schneiden. Egerlinge, am besten mit einem Eierteiler, in feine Scheiben schneiden. Hähnchenbrust in Streifen schneiden und kurz anbraten. Brokkoli in leicht gesalzenem Wasser ca. 6 Minuten blanchieren, abtropfen lassen. Etwas von dem Kochwasser zurückbehalten. Sesamöl, Sojasauce, Essig, 2 EL Brokkolikochwasser, Knoblauch- und Ingwerpulver und etwas Salz zu einer Marinade verrühren.
Abgetropftes Gemüse und Hähnchenbrust miteinander vermischen und marinieren.

Ballaststoffreicher Salat mit Ingwer

Zutaten:
1 Eissalat
1 gelbe Paprikaschote
1 Möhre, 1 Zwiebel, 1 Mandarine
3 EL Öl, 100 g Tofu
2 EL Sojasauce
100 g Sojasprossen
Essig oder wahlweise selbst hergestellter Ingweressig nach Geschmack
$^1/_2$ TL gemahlener Ingwer
1 EL Kokosflocken

Zubereitung:
Salat und Gemüse waschen, putzen und zerkleinern. Die Mandarine schälen und in Spalten teilen. Den Tofu würfeln und im Öl anbraten. Mit 1 EL Sojasauce ablöschen. Sprossen dazugeben und kurz mitgaren. Alles mischen. Aus dem Essig, einem Eßlöffel Sojasauce, Ingwerpulver und Öl eine Marinade herstellen und über den Salat geben. Mit Kokosflocken bestreuen.

Glasnudelsalat mit frischem Ingwer

Zutaten:
200 g Glasnudeln
300 g Hähnchenbrustfleisch
3 EL Öl
150 g Kürbisfleisch
1 Bund Lauchzwiebeln
1 mittelgroße Ingwerknolle
1 Bund Petersilie
2 EL Sojasauce
Saft einer halben Zitrone
Salz und Zucker

Zubereitung:
Glasnudeln etwa 5 Minuten in heißem Wasser einweichen lassen, abtropfen. Hähnchenbrust in heißem Öl anbraten. Kürbis, Lauchzwiebeln und Ingwer putzen bzw. schälen, in feine Streifen schneiden. Petersilie waschen und fein hacken. Alle Salatzutaten mischen und mit einer Marinade aus Sojasauce, Zitronensaft, Salz und Zucker beträufeln.

Scharfe Blumenkohlsuppe

Zutaten:
1 Blumenkohl
1 Ingwerwurzel (walnußgroß)
1 TL Senf
1 EL Butter
400 ml Gemüsebrühe
100 g Sahne
Salz und Pfeffer

Zubereitung:
Putzen Sie den Blumenkohl, und teilen Sie ihn in Röschen. Schälen Sie die Ingwerwurzel, und hacken Sie sie klein. Erhitzen Sie die Butter in einem Topf, geben Sie den Blumenkohl und den Ingwer dazu. Gießen Sie die Brühe an, und lassen Sie das Ganze 15 Minuten garen. Rühren Sie die Sahne ein, und schmecken Sie mit Senf, Salz und Pfeffer ab.

Kürbissuppe

Zutaten:
500 g Kürbis
150 g Kartoffeln
1 EL Butter
$^1/_2$ TL Rosmarin
350 ml Gemüsebrühe
100 g Sahne
1 Ingwerwurzel, walnußgroß
2 EL Kürbiskerne, 1 EL Öl
Salz und Pfeffer

Zubereitung:
Schälen Sie den Kürbis und die Kartoffeln, und schneiden Sie beides in Würfel. Erhitzen Sie die Butter in einem Topf, und geben Sie den Rosmarin dazu. Braten Sie nun zuerst die Kartoffeln, dann den Kürbis an. Gießen Sie mit der Brühe auf, und lassen Sie das Ganze aufkochen. Würzen Sie mit Salz und Pfeffer, und lassen Sie alles 25 Minuten zugedeckt köcheln. Pürieren Sie die Suppe, geben Sie die Sahne zu, und lassen Sie die Suppe einmal kurz aufkochen. Schälen Sie den Ingwer, und schneiden Sie ihn in dünne Scheiben. Rösten Sie die Ingwerscheiben und die Kürbiskerne in einer Pfanne mit dem Öl an. Verteilen Sie die Suppe auf die Teller, und geben Sie die gerösteten Ingwerscheiben und Kürbiskerne darüber.

Gebratene chinesische Eiernudeln

Zutaten:
200 g chinesische Eiernudeln (aus dem Asienladen)
Salz
2 Zwiebeln
1 große Möhre
1 rote Paprikaschote
100 g Zuckerschoten
300 g Rouladenfleisch
2 EL Sojasauce
Pfeffer
100 g gekochter Schinken
Saft einer halben Zitrone
1 walnußgroßes Stück Ingwer (ca. 20 g)
2 EL Sesamsamen
50 g Cashewkerne
3–4 EL Öl

Zubereitung:
Die Nudeln mit kochendem Salzwasser überbrühen und 10 Minuten ziehen lassen, abschrecken und abtropfen lassen. Das Gemüse waschen und putzen. Zwiebeln in feine Ringe, die Möhre in dünne Scheiben und den Paprika in Streifen schneiden. (Geht alles sehr gut mit einem Gurkenhobel.) Von den Zuckerschoten die Enden abzwicken und die Schoten halbieren. Das Rouladenfleisch in Streifen schneiden, mit Sojasauce, Zitronensaft und Pfeffer marinieren. Schinken in Würfel schneiden und ebenfalls kurz in die Marinade einlegen. Ingwer schälen und feinreiben. In einer Pfanne das Fleisch und den Schinken anbraten. Das Gemüse dazugeben und bißfest garen. Nudeln unterheben und kurz erwärmen lassen. Die Cashewkerne und die Sesamsamen dazugeben und servieren.

Scharfes Bohnengemüse

Zutaten:
500 g grüne Bohnen
4 Scheiben gekochter Schinken
Salz
250 g Tomaten
3 Knoblauchzehen
2 kleine Chilischoten
2 Zwiebeln
2 TL Zucker
75 g Kokosmilch
1 TL Ingwerpulver
2 EL Öl

Zubereitung:
Die Bohnen waschen, putzen und in Stücke schneiden. In kochendem Salzwasser ca. 3 Minuten blanchieren, dann abtropfen lassen. Tomaten schälen und würfeln. Knoblauchzehen schälen. Chilischoten putzen und entkernen. Beides durch die Knoblauchpresse drücken. Die Rückstände bitte nicht verwenden, da sie zu grob sind. Zwiebeln schälen, in dünne Ringe schneiden. Schinken würfeln. Zucker mit Kokosmilch und Ingwerpulver verrühren. Das Öl in einer großen beschichteten Pfanne erhitzen. Knoblauch, Chili, Schinken und Zwiebeln kurz darin andünsten. Bohnen und Tomaten dazugeben, gut durchmischen. Mit der gewürzten Kokosmilch ablöschen. Alles etwa 10 Minuten garen lassen, bis die Bohnen bißfest sind.

Tip: Die im Einkauf sehr teure Kokosmilch können Sie ganz leicht selbst herstellen. Kochen Sie 200 g Kokosraspel in 300 ml Milch auf, und lassen Sie die Mischung etwa 15 Minuten ziehen. Anschließend mit einem Pürierstab oder im Mixer zerkleinern und die Milch durch ein Tuch pressen.

Wenn Ihnen der Geschmack der Kokosmilch unangenehm ist, ersetzen Sie diese einfach durch Vollmilch.

Putenschnitzel mit Ingwer-Curry-Sauce

Zutaten:
4 Putenschnitzel
500 g Tomaten
250 g grüne Bohnen
2 Knoblauchzehen
2 EL Öl
150 g Sauerrahm
1 EL Mehl
500 ml Wasser
Salz
frischer Pfeffer
1 TL Currypulver
$^{1}/_{2}$ TL Koriander
1 TL Ingwerpulver

Zubereitung:
Tomaten überbrühen, häuten und in Spalten schneiden. Bohnen etwa für 2 Minuten in kochendem Salzwasser blanchieren. Knoblauch schälen und durch eine Knoblauchpresse drücken. Putenschnitzel im heißen Öl auf jeder Seite gut anbraten. Mit 500 ml Wasser ablöschen. Schnitzel aus der Pfanne nehmen. Sauerrahm mit 1 EL Mehl verrühren und in das Wasser einrühren. Knoblauch, Salz, Pfeffer, Currypulver, Koriander und Ingwerpulver dazugeben. Schnitzel in die Sauce einlegen und zugedeckt bei mittlerer Hitze ca. 15 Minuten garen lassen. Bohnen und Tomaten unterheben, nochmals etwa 10 Minuten köcheln lassen.

Schweinefleisch mit scharfem Gemüse

Zutaten:
500 g Schweineoberschale
5 Knoblauchzehen
2 EL Sojasauce
Saft einer halben Zitrone
1 TL Ingwerpulver
2 EL Sherry
2 EL Gemüsebrühe
1 EL Zucker
3 EL Öl
1 EL Ingweröl
400 g tiefgefrorenes Mischgemüse oder Frischgemüse aus Erbsen, Möhren, Blumenkohl, Porree
4 EL Kräuterbutter
8 Scheiben Toastbrot

Zubereitung:
Schweinefleisch in Streifen schneiden. 2 Knoblauchzehen häuten, durchpressen und mit Sojasauce, Zitronensaft, Sherry, Gemüsebrühe und Ingwerpulver zu einer Marinade rühren. Fleisch darin einlegen und über Nacht in den Kühlschrank stellen. Abgetropftes Fleisch in Öl kräftig anbraten, herausnehmen. Gemüse in Ingweröl andünsten. Marinade angießen und das Fleisch dazugeben. Toastbrot mit Kräuterbutter und frisch gepreßtem Knoblauch aus 3 Zehen bestreichen. Etwa für 10 Minuten im Ofen überbacken. Fleisch-Gemüse-Mischung auf Tellern anrichten und mit dem Knoblauchtoast servieren.

Kassler mit süß-scharfer Ingwerkruste

Zutaten:
4 Schalotten
750 g Kassler
2 EL Ingweröl
$^{1}/_{8}$ l Weißwein
1 kleine Ingwerknolle
3 EL Orangenmarmelade
1 EL scharfer Senf
frischer Pfeffer
100 g Pinienkerne
100 ml Gemüsebrühe
200 g Sahne
3 Möhren
250 g Zuckererbsen
1 Bund Lauchzwiebeln
2 EL Butter

Zubereitung:
Ofen auf 200 °C vorheizen. Schalotten abziehen und halbieren. Fleisch im Ingweröl von allen Seiten anbraten. Schalotten und Wein dazugeben. Für etwa 15 Minuten im Ofen garen. Ingwer schälen, feinreiben, mit Marmelade, Senf und Gewürzen verrühren. Ein Drittel davon auf das Fleisch streichen und weitere 40 Minuten bei einer erhöhten Ofentemperatur von 220 °C braten lassen. Immer wieder mit Bratenfond begießen. Pinienkerne hacken, zur restlichen Marmeladenmischung geben, auf den Braten streichen und noch 15 Minuten fertig garen lassen. Bratenfond mit Brühe und Sahne lösen, einkochen und mit Salz und Pfeffer abschmecken. Gemüse waschen, putzen und klein schneiden. In Butter bißfest dünsten. Eventuell müssen Sie noch etwas Brühe dazugeben. Mit Salz und Pfeffer würzen und mit dem in Scheiben geschnittenen Fleisch und der Soße anrichten.

Ingwer-Krabben-Pfanne

Zutaten:
2 große Krabben
2 EL Öl
1 zerdrückte Knoblauchzehe
1 walnußgroßes Stück Ingwer (ca. 20 g)
1 Bund Frühlingszwiebeln
150 ml Gemüsebrühe
2 EL Sojasauce
1 EL Sherry
$^1/_2$ TL Zucker
1 EL Sesamöl
2 TL Stärke

Zubereitung:
Krabben in Hälften schneiden und zerteilen. In einer Pfanne das Öl erhitzen, Knoblauch, fein geriebenen Ingwer und in Scheiben geschnittene Frühlingszwiebeln dazugeben und andünsten. Krabbenteile hinzufügen, Sojasauce, Sherry, Brühe, Zucker und Sesamöl unterrühren und aufkochen lassen. Kochen Sie das Ganze zugedeckt so lange, bis die Krabbenteile eine rosa Farbe annehmen. Verrühren Sie die Stärke mit 2 EL Wasser, und rühren Sie sie unter das Gericht. Nochmals bis zum Eindicken aufkochen lassen. Servieren Sie dazu Reis.

Schweinefleisch mit Ingwer-Mango-Sauce

Zutaten:
4 Schweineschnitzel aus der Oberschale
2 TL frischer Ingwer
1 kleine Mango
Saft einer halben Zitrone
1 EL Sonnenblumenöl
1 EL Petersilie
Chilipulver
Salz, Pfeffer

Zubereitung:
Ingwer schälen, feinreiben und mit dem Fruchtfleisch der Mango in einem Mixer pürieren. Mit dem Zitronensaft und dem Öl verrühren. Petersilie hacken und ebenfalls dazugeben. Mit den Gewürzen ganz nach Wunsch abschmecken. Schnitzel in der Pfanne anbraten, auf Tellern anrichten und mit der Sauce übergießen.

Ingwerdesserts

Ingwerpudding mit Vanillesauce

Zutaten:
100 g Butter
100 g Zucker
5 Eigelb
80 g geriebene Mandeln
100 g geriebene Zartbitterschokolade
50 g Mehl
50 g Brösel von Zwieback, Semmeln oder Biskuit
1 TL Ingwerpulver
5 Eiweiß, 2 EL Butter
1 EL Brösel für die Form
1 Päckchen Vanillesauce

Zubereitung:
Aus Butter, Zucker und Eigelb eine Schaummasse rühren, Mandeln, Schokolade, Mehl, Brösel und Ingwer dazu mischen, Eischnee unterheben. Die Butter verflüssigen und die Puddingform damit bestreichen, mit den Bröseln ausstreuen. Form bis zum markierten Rand (etwa $^3/_4$ voll) füllen und gut verschließen. Legen Sie in einen hohen Topf einen Rost oder zum Beispiel den gelochten Einsatz des Schnellkochtopfes. Füllen Sie den Topf so weit mit Wasser, daß die Puddingform bis etwa 4 cm unter den Rand heranreicht. Puddingform in das kochende Wasser stellen und 1 Stunde garen lassen. Nach Beendigung der Garzeit den Pudding ausdampfen lassen, öffnen und mit einem Messerrücken von der Form lösen. Stürzen.
Mit warmer Vanillesauce servieren.

Ingwer-Joghurt-Creme

Zutaten:
2 Eigelb, 40 g Zucker
Zitronenschalenaroma
$^1/_2$ TL Ingwerpulver
2 Becher Naturjoghurt
3 Blatt weiße Gelatine
1 Becher Sahne
frisches Obst nach Jahreszeit oder 1 Dose Fruchtcocktail

Zubereitung:
Eigelb mit Zucker und Zitronenschalenaroma schaumig schlagen. Joghurt unterrühren. Gelatine für etwa 10 Minuten in kaltem Wasser einweichen und ausdrücken, auflösen und in die Joghurtmasse sorgfältig einrühren. Masse im Kühlschrank ansteifen, aber bitte nicht ganz fest werden lassen. Steifgeschlagene Sahne unterheben. Fruchtcocktail abtropfen lassen bzw. frisches Obst vorbereiten, kleinschneiden und in die Dessertschüsselchen füllen. Joghurtcreme darübergeben. Kaltstellen.

Fritierte Ingwer-Bananen

Zutaten:

$^{1}/_{4}$ TL Zimt
1 TL Anis gemahlen
$^{1}/_{2}$ TL Kardamom gemahlen
$^{1}/_{2}$ TL Ingwerpulver
Salz
100 g Kichererbsenmehl
$^{3}/_{4}$ l Wasser
2 Bananen
2 TL Honig
4 Blätter Zitronenmelisse
500 g Butterschmalz oder Fritierfett

Zubereitung:

Mischen Sie die Gewürze und eine Prise Salz mit dem Kichererbsenmehl. Rühren Sie langsam Wasser dazu, bis ein dickflüssiger Teig entsteht. Lassen Sie den Teig eine Stunde quellen. Erhitzen Sie das Butterschmalz oder Fritierfett in einer Pfanne oder Friteuse (160 °C). Schälen Sie die Bananen, und schneiden Sie diese in Scheiben. Wenden Sie die Scheiben im Ausbackteig, lassen Sie sie kurz abtropfen, und fritieren Sie die Bananenscheiben, bis sie goldbraun sind. Wenn die Bananen leicht abgekühlt sind, geben Sie den Honig darüber. Schneiden Sie die Zitronenmelisse in Streifen, und garnieren Sie die fritierten Bananen damit.

Ingwerkuchen

Ingwer-Apfelkuchen

Zutaten:
250 g Mehl
125 g Butter
100 g Puderzucker
3 Eigelb
1 kg Äpfel
50 g Sultaninen
50 g gehackte Haselnüsse
1 TL Zimt
$^{1}/_{2}$ TL Ingwerpulver
3 Eier
150 g Zucker
1 Päckchen Vanillinzucker
50 g Mehl
50 g Speisestärke
1 gestrichener TL Backpulver

Zubereitung:
Mehl, Butter, Puderzucker und Eigelbe rasch zu einem Teig verkneten. Zur Kugel formen, in eine Folie wickeln und 60 Minuten kühlen. Teig ausrollen und in eine Springform legen. Backofen auf 175 °C vorheizen. Äpfel schälen, vierteln, entkernen und in Spalten schneiden. Mit den gewaschenen Sultaninen, Nüssen, Zimt und Ingwer vermischen, auf dem Teig verteilen und ca. 45 Minuten backen. Eier trennen. Eiweiß mit 2 EL Wasser, Zucker und Vanillinzucker schaumig schlagen. Eigelbe unterziehen. Mehl, Speisestärke und Backpulver vermischen. Über die Eimasse sieben und locker unterheben. Biskuitcreme auf dem Kuchen verstreichen und weitere 25 Minuten backen.

Ingwer-Vollkornkuchen

Zutaten:
200 g Margarine oder Butter
250 g brauner Zucker
ausgeschabtes Mark einer Vanilleschote
4 Eier
250 g feingemahlenes Weizenvollkornmehl
2 gestrichene TL Backpulver
2 EL Ingwerpulver
150 g Rosinen
150 g gehackte Mandeln
100 g kandierter gehackter Ingwer

Zubereitung:
Eine Kastenform sorgfältig ausfetten und mit Mehl ausstreuen. Den Backofen auf 175 °C vorheizen. Margarine oder Butter schaumig rühren. Nach und nach den Zucker, die Eier und das Vanillemark unter Rühren hinzufügen. Das Weizenmehl mit dem Backpulver und dem Ingwerpulver mischen und langsam in die Schaumasse einrieseln lassen. Die gewaschenen Rosinen, die Mandeln und den kleingeschnittenen Ingwer unter den Teig heben. Den Teig in die vorbereitete Kastenform füllen und für etwa 70–80 Minuten backen.

Ingwerrolle

Zutaten:
5 Eiweiß
125 g Zucker
$^1/_4$ TL Zitroback
5 Eigelb
60 g Mehl
60 g Stärke
$^3/_4$ TL Backpulver
1 EL Kakao

Für die Füllung:
2 EL Ingwersirup
2 EL Zitronensaft
$^1/_2$ Liter Sahne
3 Päckchen Sahnesteif
$^1/_2$ TL Ingwerpulver
3 gelbe Pflaumen
40 g Zucker

Zubereitung:
Backofen auf 220 °C vorheizen. Eiweiß steifschlagen. Den Zucker nach und nach hinzufügen und das Zitroback unterrühren. Eigelb verrühren und unter die Masse heben. Mehl, Stärke, Kakao und Backpulver mischen, auf die Masse sieben und unterheben. Ein Blech mit Backpapier auslegen und den Teig gleichmäßig darauf verstreichen. Etwa 8–10 Minuten backen. Der Teig sollte goldgelb aussehen und auf Fingerdruck elastisch wieder nach oben gehen. Biskuitplatte auf ein Küchentuch stürzen und von der Mitte her das Backpapier einreißen. So bleibt der Kuchen unbeschädigt. Mit dem Küchentuch eng einrollen und ruhen lassen.
In der Zwischenzeit Sahne mit dem Sahnesteif und dem Ingwerpulver aufschlagen und die kleingeschnittenen Pflaumenstückchen unterheben. Roulade vorsichtig aufrollen. Mit der

Mischung aus Ingwersirup und Zitronensaft tränken, mit der Ingwersahne füllen. Zusammenrollen und mit der restlichen Sahne bestreichen.

Einsatz weiterer Gewürze in der Ingwerküche

Ingwer allein hat bereits alle im folgenden aufgeführten Wirkungen. Die genannten Gewürze sind vor allem zur Geschmacksvariierung, aber auch zur Wirkungsverstärkung geeignet. Meist ist die therapeutisch richtige Gewürzmenge erreicht, wenn der Geschmack des Gewürzes leicht zum Tragen kommt. Bemühen Sie sich immer, mit möglichst wenig Gewürzen auszukommen.

Die Gewürze haben folgende Wirkungen:

- Abführend: Fenchel, Kardamom, Kreuzkümmel, Kümmel, Lorbeer, Majoran, Wacholder, Zimt
- Abwehrstärkend: Galgant, Thymian
- Abwehrsteigernd: Lorbeer, Schwarzkümmel, Süßholz, Zimt
- Antiallergisch: Kurkuma, Rosmarin, Schwarzkümmel
- Appetitanregend: Bockshornklee, Kapern, Kardamom, Paprika, Zimt
- Atembefreiend: Ajowan, Alant, Chili, Fenchel, Galgant, Knoblauch, Kreuzkümmel, Kümmel, Kurkuma, Muskatnuß, Paprika, Safran, Schwarzkümmel, Senf, Thymian,
- Augenstärkend: Fenchel, Kurkuma
- Blähungswidrig: Anis, Fenchel, Galgant, Kalmus, Kardamom, Knoblauch, Kümmel, Piment, Schwarzkümmel, Süßholz, Thymian, Zimt
- Blutbildend: Rosmarin, Safran, Thymian
- Blutdruckregulierend: Bockshornklee, Knoblauch, Nelke
- Blutverdünnend: Cayennepfeffer, Galgant, Knoblauch
- Cholesterinsenkend: Knoblauch, Kurkuma

- Darmentzündungen lindernd: Anis, Berberitzenbeeren, Fenchel, Galgant, Kardamom, Kreuzkümmel, Kurkuma, Schwarzkümmel, Süßholz, Thymian
- Durchblutungsfördernd: Cayennepfeffer, Chili, Fenchel, Kardamom, Knoblauch, Rosmarin, Schwarzkümmel, Zimt
- Durchfallstoppend: Anispfeffer, Bockshornklee, Kreuzkümmel, Muskat, Majoran, Sandelholz,
- Entgiftend: Ajowan, Berberitzenbeeren, Fenchel, Kardamom, Kurkuma, Muskatnuß, Paprika, Pfeffer, Schwarzkümmel, Süßholz, Wacholder
- Entwässernd: Fenchel, Majoran, Schwarzkümmel, Süßholz, Wacholder
- Entzündungswidrig: Kurkuma, Nelke, Paprika, Rosmarin, Thymian
- Erkältungslindernd: Alant, Anis, Koriander, Krauseminze, Paprika, Piment, Salbei, Sesam, Sternanis, Süßholz, Thymian, Wacholder
- Fettabbauend: Anis, Berberitzenbeeren, Fenchel, Majoran
- Fiebersenkend: Koriander, Pfeffer, Safran, Sandelholz
- Gallenfluß fördernd: Anis, Berberitzenbeeren, Krauseminze, Kurkuma, Schwarzkümmel
- Harnwegs- und blasenkräftigend: Koriander, Muskat, Nelke, Sandelholz, Schwarzkümmel, Süßholz
- Hautreinigend: Alant, Anispfeffer, Bockshornklee, Kurkuma, Liebstöckel, Salbei, Sandelholz, Schwarzkümmel
- Herz- und kreislaufstärkend: Alant, Chili, Galgant, Kardamom, Knoblauch, Mazis, Paprika, Pfeffer, Rosmarin, Safran, Senf, Vanille
- Hirndurchblutungsfördernd: Kardamom
- Hustendämpfend: Alant, Süßholz, Sternanis
- Insektenstichen vorbeugend: Piment
- Juckreizdämpfend: Ajowan, Kurkuma, Oregano, Salbei, Schwarzkümmel
- Kopfschmerzlindernd: Kardamom, Koriander, Oregano nebenhöhlenbedingt: Ajowan, Anis, Kardamom, Kreuzkümmel, Pfeffer, Rosmarin, Salbei, Senf, Süßholz

- Kräftigend: Ajowan, Anis, Bockshornklee, Fenchel, Kapern, Kardamom, Knoblauch, Koriander, Kreuzkümmel, Kurkuma, Rosmarin, Schwarzkümmel, Vanille, Wacholder
- Krampflindernd, besonders im Bauchbereich: Anis, Dill, Kümmel, Oregano, Safran, Salbei
- Leberentlastend: Berberitzenbeeren, Dill, Kurkuma, Muskatnuß
- Magenkräftigend, verdauungsunterstützend: Ajowan, Alant, Cayennepfeffer, Chili, Fenchel, Galgant, Kalmus, Kardamom, Koriander, Kreuzkümmel, Kurkuma, Pfeffer, Piment, Sandelholz, Sternanis, Süßholz, Zimt
- Milchbildungsfördernd: Anis, Bockshornklee, Fenchelsamen, Schwarzkümmel
- Milchbildungsreduzierend: Salbei (Ingwer nicht!)
- Nervenberuhigend: Anis, Bockshornklee, Fenchelsamen, Krauseminze, Kurkuma, Majoran,Safran, Schwarzkümmel
- Potenzstärkend: Ajowan, Koriander, Muskat, Rosmarin, Safran, Schwarzkümmel
- Schlaffördernd: Anis, Dill, Fenchelsamen, Krauseminze, Muskatnuß, Safran, Zimt
- Schmerzdämpfend bei rheumatischen Beschwerden: Gewürznelke, Krauseminze, Majoran, Muskatnuß, Oregano, Rosmarin, Senf, Sternanis, Wacholder, Zimt
- Schwindel vorbeugend: Galant
- Sodbrennen dämpfend: Kalmus
- Stimmkräftigend: Kurkuma, Senf
- Übelkeit vorbeugend: Anis, Bockshornklee, Kardamom
- Wechseljahresbeschwerden dämpfend: Anis, Fenchelsamen, Koriander, Kreuzkümmel, Salbei
- Zuckerkrankheit vorbeugend: Berberitzenbeeren, Bockshornklee, Kurkuma, Schwarzkümmel, Wacholder, Zimt

Achtung! Bockshornklee wirkt eventuell empfängnisverhütend. Muskatnuß vorsichtig dosieren, Vergiftungsgefahr. Wacholder überfordert leicht schwache Nieren.

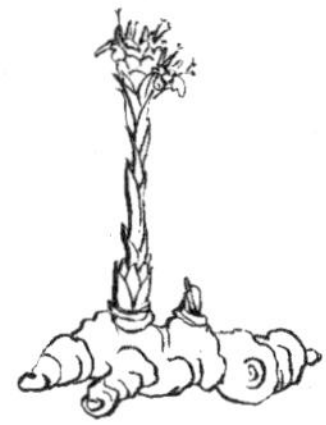

Bücher, die weiterhelfen

Angerstein, Joachim H.: So heilen Teebaumöle, Midena Verlag, Augsburg 1997.

Angerstein, Joachim H.: Die Essig-Hausapotheke, Weltbild Verlag, Augsburg 1997.

Angerstein, Joachim H.: Die Quark-Öl-Kur, Heyne Verlag, München 1999.

Fulder, Stephen: Kochen und heilen mit Ingwer, Econ Verlag, Düsseldorf/München 1995.

Haaga, Eva Maria: Lapacho – das Lebenselixier der Inkas. Heyne Verlag, München 1999.

Madaus, G.: Lehrbuch der Biologischen Arzneimittel, Bände 1–3, Nachdruck, Georg Olms Verlag, Hildesheim 1979.

Singer, Peter: Omega-3-Fettsäuren, Umschau Zeitschriftenverlag, Frankfurt 1995.

Wagner, H., Wiesenauer M: Phytotherapie. Phytopharmaka und pflanzliche Homöopathika, Fischer Verlag, Stuttgart/Jena/New York 1995.

Wichtl, M. (Hrsg.): Teedrogen, 4. Aufl., Wiss. Verlagsgesellschaft, Stuttgart 1997.

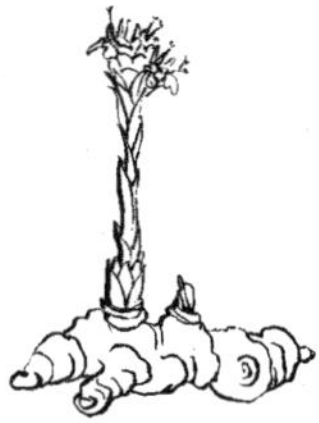

Register

D

E

F

G

H

I

J

K

L

M

N

O

P

Q

R

S

T

U

V

W

Z